U0029354

Star
星出版

新觀點
新思維
新眼界

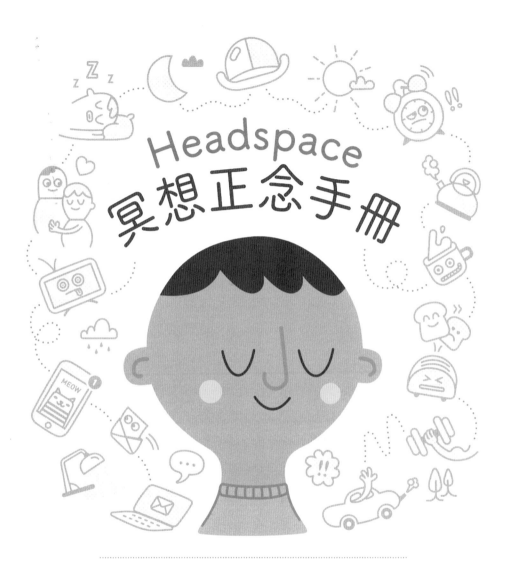

Headspace
冥想正念手冊

The Headspace Guide to
Meditation and Mindfulness

安迪・帕帝康 Andy Puddicombe 著

李芳齡 譯

目 錄

前　言
歡迎進入冥想正念的世界！

　　午夜過後很久了，我坐在牆頭上，向下望。黑暗中，院子裡的高大松樹為我提供了足夠的掩蔽，但我還是忍不住回頭望了最後一次，看是否有人跟蹤我。

　　我怎麼會落得如此下場？我再次往下望，牆頭離外面人行道的地面，只有約莫 3.7 公尺的高度。聽起來好像不高，但我只穿著涼鞋和睡衣，蜷伏在牆頭上。一想到要往下跳，我就畏縮。我到底在想什麼，怎麼會只穿涼鞋呢？我把涼鞋藏在褲子裡，躡手躡腳穿過僧院，盡力不吵醒其他僧侶。當初我來僧院是要思考人生的，但現在我趴在僧院的牆頭上，思考我的涼鞋，準備跳回俗世。

　　我從未想過情況會變成這樣。以前，我也曾是受訓佛教僧侶，修行環境還遠遠更為辛苦。其他僧院的修行方法相當溫暖、親切、慈悲，只能說是一種雖然辛苦、但很充實的生

活方式。這座僧院給人的感覺十分不同，自成一格，我們日夜被關在院內，四周都是高聳的石牆，無法與外界人士接觸。有時，這裡感覺起來更像是一座監獄。當然，我誰也怪不得，只能怪自己，畢竟是我自願進來的。只是，修行生活和黑手黨畢竟是有點不同的才對，通常不是成為僧侶之後，就再也出不了僧院的。其實，恰好相反，佛教僧院向來以寬容和慈悲聞名，也經常因此備受推崇。所以，我到底是怎麼會變成要爬上這堵將近四公尺高的石牆，準備逃離僧院的？

從大學生到佛教僧侶

一切得回溯至幾年前，我決定收拾包袱，前往亞洲，成為一名僧侶。當時，我還在唸大學，主修運動科學，聽起來好像我的人生有了 180 度的大轉變，但當時的這項決定，卻像是我這輩子做過最容易的其中一項決定了。我的家人和朋友聽聞我的決定，都比我更憂慮一點，這倒不難理解。或許，他們也曾經懷疑過我是不是瘋了，但還是全都支持我的決定。

不過，學校方面，情況又不同了。聽到這個消息，那年擔任學生顧問的老師建議我，好好去看個醫生，拿一下憂鬱症藥百憂解（Prozac），會是更明智的選擇。當然，他也許是出於好意，但我不禁覺得，我跟他根本就是在雞同鴨講，

他真的認為我能在一瓶處方藥中，找到我想追求的那種快樂與滿足感嗎？當我走出他的辦公室時，他說：「安迪，你這輩子都會後悔做過這個決定。」結果是，這是我這輩子做過的最好的決定之一了。

　　看到這裡，你大概會納悶，到底是怎樣的一個人，突然有一天就決定要飛去亞洲當佛教僧侶？你可能會覺得這聽起來很像是一個迷失自我的學生，積極嘗試「自我醫治」，或是這個傢伙「很有創意」，想要反抗這個消費主義社會。但真相是：其實沒啥神祕可言，我當時內心也很掙扎，但不是你以為的那種被束縛住的掙扎，而是苦苦掙扎於無止境的思考。我感覺腦袋一直開啟運轉，就像台洗衣機那樣轉個不停。其中有些想法，我喜歡，但很多想法，我不喜歡。

　　就連我的情緒也是一樣，彷彿有顆「忙碌的腦袋」還不夠一樣，我感覺自己好像一直陷入不必要的憂慮、沮喪和悲傷當中。雖然這些都是相當尋常的情緒，但它們時常有失控的傾向。當它們失控時，我一點辦法也沒有，感覺好像自己任由這些情緒擺布，被它們耍得團團轉。情況好的時候，一切都很好；情況糟的時候，我感覺頭快炸開了。

　　因為這種感覺很強烈，我一直都有訓練心智的念頭。我不知道怎麼做比較適當，但我在很小的時候，就曾經接觸過冥想，知道它可能是個不錯的解方。不過，我可不想讓你以為我是什麼神童之類的，青少年就在練習打坐，絕對不是這

樣。我在 22 歲之前，從未認真研習過冥想，但我在 11 歲時第一次體驗到「頂空」（headspace）的平和精神狀態，那絕對是一個里程碑，使我認知到後續的可能性。

雖然我真的很想說，我是因為想要了解生命的意義，所以去上人生中第一堂冥想課程；但事實是，我去上那堂冥想課程，純粹是因為我不想落單。當時，我父母才剛分居，為了調適壓力和沮喪，我媽註冊了六週的冥想課程，我看到姊姊也要去，就問我可不可以也跟著去。

我想，我初次嘗試時很幸運。我並未抱持著任何預期心理，因此並未對整個體驗投射任何希望或畏懼。縱使我當時只有 11 歲，冥想的首次體驗，也使我難以忽略心智品質的改變。我不確定我在此之前是否曾經體驗過平靜的心境，但可以確定的是，我之前從未定坐於一地這麼長的時間。問題是，在第二次嘗試或之後的嘗試時，我再也沒有獲得像第一次那樣的體驗，所以開始變得很灰心。事實上，好像我愈努力嘗試放鬆，就愈難放鬆一樣。我的冥想練習，就是這麼開始的：我的內心掙扎，感覺更加灰心。

就是哪裡不對勁

如今回想起來，我倒是一點也不訝異了。當時，我學的冥想方法有點「奇怪」，他們使用的語言感覺比較像 1960 年

代的語言，不是 1980 年代的語言，有太多陌生詞彙，使我在課堂上感到厭煩。還有，他們不斷提醒你要「放鬆」、「放下」……唉，我要是知道如何「放鬆」、「放下」，還需要來這裡嗎？而且，一次還得坐上三、四十分鐘，算了吧！

那次的經驗大有可能導致我這輩子都不想再學冥想，支持我繼續的動力也有限，因為我姊姊覺得乏味，就放棄了，我媽則是諸事纏身，很難找得到時間上課。至於來自朋友的支持，我真是不懂，當時我的腦袋到底在想些什麼，怎麼會把這件事告訴我的同學？隔天早上，我一走進教室，班上三十名同學在課桌上盤腿而坐，閉著眼睛吟誦「嗡」的一聲，還得努力憋住笑。我現在雖然對這件事一笑置之，但當時可是覺得很丟臉，從那時起，就再也沒有向任何人提過這件事了，最後我也放棄了。再者，隨著運動、女孩、未成年飲酒等陸續進入我的生活，很難想像能夠找得到時間學習冥想。

你可能以為，我的成長環境使我更容易接受冥想。也許，你想像我在學校是個另類，穿著喇叭褲、頭綁著馬尾，身上聞起來有焚香味。或者，你想像我的父母開著車身彩繪了繽紛花朵的福斯露營車來學校接我放學，可能車上還有點大麻味。我會這麼說，是因為人們總是很容易驟下結論，套用那些對冥想的刻板印象，認為冥想只適合特定類型的人。其實，我認為我跟一般青少年，真的沒什麼兩樣。

後來，我斷斷續續涉獵冥想，直到 18 歲時發生了一場

危機，那是一連串的悲劇事件，我在後文中會詳談，最後使得冥想這項修練對我變得前所未見的重要。不論對什麼年紀而言，悲痛都是難以妥善處理的情緒，我們沒有受過這方面的訓練，也沒有應付它的處方，絕大多數的人只是盡所能地撐過去。就我而言，撐過去，就是做我唯一知道如何做的事——把一切壓抑在心裡，希望永遠都不必應付自動找上門的失去感和悲傷。但是，就跟生命中其他事物一樣，你愈是抗拒，就創造出愈多的張力，最後那緊繃的張力總是得找個出口。

　　把時間快轉個幾年，我進入大學，第一年飛逝而過，難以想像生命還會再帶來什麼。但是，那股被壓抑的張力，那些一直被漠視的感覺，開始一再浮現，尋找出口。一開始，我只是覺得好像哪裡總是不大對勁；過沒多久，它們好像觸及我生活中的每一個層面。前文提過，去會見學校的顧問老師，告訴他我決定中斷學業去當僧侶，那只是讓我憂慮的事情當中最輕微的一件。

尋找師父

　　我出身基督教家庭，但到了青少年時期，我覺得自己和任何特定宗教都不十分契合。多年下來，我讀了一些書，我的一位好友經常談論佛教哲理。我想，佛教之所以這麼吸引

我，是因為它感覺不像一門宗教，而且有關冥想和那些能夠駕馭心智的僧侶的故事聽起來很動人──倒不是他們的生活方式很動人，而是效果很動人。

當大家問我如何成為僧侶時，提問中經常伴隨著這樣的話語：「所以，你就走上山坡敲敲門，要求入寺修行，是這樣嗎？」聽起來或許有點荒謬，但我真的就是這麼做的。如果你剛好有同樣的想法，在你熱切收拾包袱、準備啟程之前，我應該再補充一下，不是「只有」這樣喔，你還得做點別的，包括以居士身分受訓幾年，然後以見習僧的身分接受全職訓練，接著在你師父的許可下，成為正式受戒僧侶。

我十分渴望找到對的師父，所以一開始時我經常遷徙，從一座僧院轉赴另一座僧院，從一個國家轉往另一個國家。在那段期間，我住過印度、尼泊爾、泰國、緬甸、俄羅斯、波蘭、澳洲和蘇格蘭；在過程中，我還行旅過許多其他國家，學習新的方法，每次都以先前學到的為基礎，盡所能地把學到的東西融入我的生活中。除了我在一開始提到的那座讓我準備翻牆逃離的僧院之外，我寄宿過的每一個地方待客都十分慇懃、友善，對修行非常有益。喔，對了！非常感恩，我最後找到適合的師父。

僧侶的生活有點微妙，不是人人都能理解「穿著袈裟的光頭男人」，還有我做的事──穿著袈裟，嘗試為俗世大眾揭開冥想的神祕面紗──可能傳達了混合不清的訊息。生活

於修道場所是一回事，你身邊的人都了解袈裟的單純性，但是當你生活在城市內，情況就有點不同了。

當我向愈多人闡揚冥想的好處，就愈加發現，許多人迫切想找放鬆的方法，但對袈裟自然隱含的宗教含義感到不自在。他們只是想找個應付工作、生活和內心種種壓力的方法，想重新獲得記憶中孩提時代的那種率真感，那種感謝自己真實活著的感覺。他們並不尋求靈性開悟，也不需要接受治療，只是想知道如何在下班回到家後「關機」，不再為工作傷神，想知道晚上如何才能睡得著、睡得好，如何改善人際關係，如何減輕焦慮、悲傷或憤怒。

人們想知道如何控制欲望、如何戒除成癮，如何對生命有多一點、深刻一點的認識。最重要的是，他們想知道如何應付那種揮之不去的「人生不該只是這樣」或「人生應該可以怎樣」的感覺，那種覺得自己的人生一定不只如此的感覺。想要把冥想融入日常生活中，是我決定不再當僧侶、轉為居士的主因。

從僧侶到馬戲團小丑

當僧侶時，我很羞怯，部分是因為我的生活方式很內向，另一個同等重要的因素是：我對自己的內心狀態能夠看得更清楚，所以時常覺得有點過度暴露、赤裸的感覺，這是

還俗之後的我強烈想要解決的問題。此外，我也很想解決我變得很不活躍的問題，在接受僧侶訓練之前，我非常熱愛體育活動，但是從輟學到當僧侶的那十年間，那種熱愛彷彿暫時停止了。

某天，我在和一位朋友交談時，她提到她一位老同學在莫斯科國立大馬戲團（Moscow State Circus）接受訓練。她知道我熱愛雜要，以往也做過大量體操，她認為這很值得我去嘗試看看。沒多久，我就去接受馬戲雜技訓練了，而且還很喜歡。我的一位老師問我，知不知道倫敦有馬戲團雜技藝術學位課程？（是的，你沒看錯，有大學提供馬戲團雜技藝術學位，是真的，這種事沒辦法扯謊的！）我半信半疑地查了一下，果然有耶！

但是，想要修課，要求的條件非常高；理論上，我獲得入學許可的機會並不大（坦白說，若你能像猴子那樣，整天在高空鞦韆上盪來盪去，誰還想學原子物理？）但某天晚上，我收到一封電子郵件通知我獲得有條件錄取，所謂的「有條件」，指的是我必須簽署一份免責聲明，聲明中明確寫道，因為我上了年紀，比較可能受傷，所以必須為這項事實負起全責。32 歲就已經算是「上了年紀」，你可曾這麼想過？

從佛教僧侶變成馬戲團小丑，聽起來或許有點怪誕不經，但兩者的相似性可能比表面上看起來的還多。將「分分秒秒的覺察」（moment-to-moment awareness）應用於身體活

動，非常有助益，其助益甚至遠遠超過我所能想像。不論是雜耍、走索、特技表演或高空鞦韆等雜技，全都需要在全然專注和放鬆之間取得完美平衡；做得太過會出錯，做得不夠就會摔下來或滑掉。

　　馬戲雜技訓練中最具挑戰的層面之一，就是我們經常被要求踏出舒適區——我們絕大多數的人每天都得這麼做。過程中，自尊心經常遭受嚴重打擊，但老師會鼓勵我們不用太認真。說也奇怪，這和僧院的訓練很像，在那裡你的自尊心也常常受到挑戰。在扮小丑的訓練坊中（一回想到這個，我就忍不住想笑），老師鼓勵我們愚弄自己、勇於冒險、多方嘗試，要對自己的失敗能力有信心。

　　我們被叫上台，什麼材料都沒有，老師要我們做什麼就做什麼。在那些時刻，現場鴉雀無聲，我們也無處可逃，若是花太多時間思考，老師就會敲一下鼓，表示結束，下台一鞠躬。我們幾乎沒有多想的時間，也不能隨便找俏皮話帶過，必須全然專注於當下，盡力表演，看效果如何。有時有靈感的話，你就會感到非常振奮，有時則會感到痛苦，結果令人覺得丟臉。但無論如何，這些其實都不重要，重要的是上台，做就對了，別去想它，別擔心別人會怎麼想，甚至別在意結果，做就對了。

　　人生中，我們經常太深陷於分析各種可能的結果，以至於完全錯失機會。當然，有些事情是需要仔細考慮的，但我

們愈是能過專注於當下的生活，就愈能開始感知什麼是正確的。不論你認為是出於直覺、受到指引，或者就是知道這麼做是正確的；總之，就是一種令人感覺全然釋放的發現。

創立 Headspace

　　傳授冥想本來就是我長久以來熱中的事，但我也覺得有責任把老師傳授給我的關懷與注意細微的修練傳授給其他人。我在英國看到一些教導冥想的方法，感到十分訝異，並納悶那些方法能使任何人受益嗎？雖然冥想由僧尼非常細心、敏感地從東方傳至西方，但在俗世的執行方式，卻像我們做其他事一樣，急躁得很，彷彿我們迫不及待想體驗平靜的心境。那些方法是單獨萃取出來的，沒有任何背景脈絡，這樣的話幾乎不可能學會。

　　你認識多少人嘗試過靜坐冥想，最後放棄了？更糟的是，你認識多少人甚至連試一試都不想，因為覺得根本沒益處？如果不能真正認識冥想，無法獲得冥想技巧的最佳指導，怎麼可能會產生好的效果？

　　你很快就會在後文中了解到，冥想並非只是每天靜坐一段時間而已。雖然這是其中一個重要成分，但也只是心智訓練三個不同層面中的一部分而已，每個層面都同等重要，為了獲得練習冥想的最大益處，也必須學習其他兩個層面。一

　　般來說，冥想的學習者首先學習入門方法，然後掌握練習技巧，最後學習如何將冥想融入日常生活中。

　　為了宣揚冥想是這個更大心智訓練的一部分，Headspace 公司於 2010 年正式成立，宗旨很簡單：揭開冥想的神祕面紗，使它成為現代生活可以了解、親近的活動。冥想並不神祕，不過就是人們可以用來獲得一些「頂空」的簡單工具。Headspace 公司的另一項宗旨，就是讓更多人嘗試冥想，不只是看看書，而是實際去做。我們希望未來每天坐下來獲得 10 分鐘的頂空，將會變成再尋常不過的事，就像出去外面走走那麼普通。才不過十或十五年前，說到「瑜伽」，很多人也總是暗笑，如今去健身房上瑜伽課，就跟做有氧運動一樣尋常了（事實上，做瑜伽恐怕已經變得比做有氧運動更尋常了。）

　　這項計畫的實現花了多年時間研究、籌劃與發展，相較於冥想技巧的歷史，這些籌劃發展的時間只算是轉瞬罷了。這些冥想修練師傳了數千年，數千年的時間遠遠足以精煉、發展相關技巧。在這個追求新奇、流行與時尚的世界，這些技巧的真確可靠性著實難能可貴，也就是這樣的真確可靠性，讓我開始和醫生合作，協助將這些技巧調整應用在醫療用途上。同樣的真確可靠性，也讓我能以臨床正念醫療顧問的身分開始私人執業，多年來，我看到無數客戶受苦於失眠、性無能等問題。

回到一開始我提及自己高坐在石牆上，向後望了最後一眼，然後跳下。很遺憾我當時是用這種方式離開那座僧院，但我後來回顧，其實我並不後悔當初進入那座僧院。我待過或造訪過的每座僧院、靜修處和冥想中心都教了我一些東西；事實上，那些年我有幸和一些非常棒的老師學習，他們是名符其實的冥想大師。若說這本書有什麼可以學習的智慧，全都得歸功於他們。在我看來，我寫這本書的最大資格是這項：在我接受冥想訓練的一路上，幾乎每一種可能犯的錯誤，我都犯過了，所以我希望我能夠幫助各位避免犯下類似錯誤。也就是說，我將盡力提供你最好的指引與建議，告訴你冥想的入門方法、如何練習冥想，以及如何把冥想融入日常生活中。自己帶地圖是一回事，有人為你引路，那是大不相同的另一回事。

如何善用本書？

冥想這項美妙技巧，具有改變生活的潛力，選擇如何使用這項技巧，將取決於你。媒體對於冥想與正念的報導愈來愈多，許多人似乎急於定義它的用途，但事實是，它的用途取決於你選擇如何使用。

我相信，你在學騎腳踏車時，別人只是教你如何騎腳踏車，沒有教你應該如何發揮這項技能。有些人騎腳踏車通

勤，有些人騎腳踏車和朋友廝混，對很少數的一些人而言，騎自行車變成他們的職業。但不論是誰，能夠在坐墊上維持平衡、踩踏前進，技巧都是相同的。所以，別人教你怎麼騎腳踏車，但騎腳踏車對你的意義、你如何使用、它如何最適合你的生活型態，都取決於你。冥想也是如此，它可以應用在生活中的任何層面，它的價值是你賦予的。

　　為了善用這本書，獲得冥想的益處，你不需要只選擇你想聚焦的一個生活領域，至少在一開始時不必如此。冥想的效果遠遠更為廣大，會自動影響到最需要它的那些生活領域。不過，知道其他人是如何運用冥想的，有助於全面了解它的潛能。對許多人來說，冥想有助於消減壓力，是心智的阿斯匹靈；簡單來說，它可以幫助你天天獲得一些「頂空」的平和精神狀態。對一些人來說，冥想是通往正念的基礎，能夠幫助你一整天都做到專注於當下。對其他人來說，冥想可以幫助穩定情緒，或可結合某種靈修之路。也有人訴諸冥想來改善自己與伴侶、父母、子女、朋友、同事和工作上的往來對象之間的關係。

　　冥想被廣泛應用於多種特殊用途。英國國家健康與照護卓越研究院（UK National Institute for Health and Care Excellence, NICE）自 2004 年起建議，讓那些有憂鬱症再復發風險的人，使用一種特別設計過的冥想療法（醫療界稱為「正念」）。廣泛的壓力相關健康失調問題領域，包括長期焦

慮、沮喪、憤怒、成癮、強迫症、失眠、肌肉緊張、性功能障礙、經前症候群等，也都借助冥想的力量。

除了醫療領域之外，很多人運用冥想幫助自己提升在特定領域、工作、嗜好或運動的表現（美國奧運代表隊就是一個很好的例子），但這還是比較針對生活中的單一層面。最後，把你的想像力加以延伸，美國海軍陸戰隊甚至用冥想來幫助團隊在前線變得更專注、更有效率。

冥想與心智

你可能難以置信冥想能有如此廣泛的益處，但是想想看，不論你做什麼，只要是涉及心智，都可以獲得冥想的助益。這猶如微調一台電腦的硬碟，試問：你的所作所為中，有哪一件不必使用到你的心智？心智在我們的生活中扮演如此核心的角色，而冥想革命竟然未能發生得更早，這才是更令人難以置信的事。

關於運動的重要性，我們往往不疑有他（好吧！至少絕大多數時候如此），但心智健康的重要性，卻總是被我們輕忽，擺在其次。這究竟是因為沒有人可以看到心智健康與否呢？還是因為我們認為，追求心智健康是注定失敗的無望之事呢？無論是什麼原因都不重要，重要的是這項事實：我們的存在完全經由心智去感受，生活中的快樂與滿足感取決於

它，我們和他人的正面關係也取決於它。所以，每天花個幾分鐘好好訓練、保養一下心智，純粹是一種良好的常識。

冥想是一種體驗

冥想不僅是一種技巧，也是一種體驗。這表示，你必須實際去做，才能夠充分體認到它的價值。冥想並非又一個空洞的概念或哲理，而是一種當下的直接體驗，它的用途取決於你，如何體驗冥想也取決於你。

想像你有個朋友描述，他們在某家餐廳吃了多麼棒的一餐，假設你自己前往那家餐廳用餐，聽別人描述食物和自己品嚐食物，是截然不同的兩件事，對吧？或者，想像你正在閱讀一本關於跳傘的書，不論你如何努力品味作者的文筆，想像自己從一萬英尺的高空往下跳，都絕對無法和你實際跳下飛機，以 120 英里的時速衝向地面的體驗相比。所以，為了獲得冥想的體驗與益處，你必須實際去做。

我相信你知道這種情形：買了一本新書，受到激勵，致力於改變你的生活，然後不出幾天，又恢復了你的舊習慣，並且納悶究竟是哪裡做錯了。你坐在家裡，一邊吃著濃郁的巧克力冰淇淋，一邊閱讀減肥書籍，這樣是絕對不可能變得更苗條的。同理，光是「思考」這本書的內容，並不會帶給你更多頂空……好吧！是有可能讓你體驗到一些頂空，但重

點是，你必須實際練習冥想，才能夠體驗到它的真正益處。而且，最好也別只做一、兩次，就像上健身房一樣，你必須勤練，效果才可能顯著。事實上，真正的改變將發生在你放下書，實際練習冥想技巧的那些時刻。這些改變往往是微妙、難以察覺的，但十分深切，包含一種增強的意識與理解，改變你對自我和他人的感受。

為了確實善用這本書，建議你思考一下，你過去聽到、讀到有關冥想的概念，可能未必都是正確的。事實上，有些迷思很嚴重；不幸的是，許多關於冥想的普遍錯誤觀念，反而強化了多數人想要改變的舊思維型態，我們往往相當依附於這些思想，它們就像老朋友一樣，使我們感到熟悉、自在。如果想要獲得實質改變，需要一定程度開放心胸、願意去探索。這本書的撰寫，並不是要給你一個絕對的答案，告訴你應該相信什麼、如何思考，也不是要試圖解決你所有的問題，為你帶來永恆的快樂。但這本書具有徹底改變你體驗生活的潛力，如果你願意嘗試的話。

冥想並不是要使你變成一個不同的人、一個全新的人，或是一個更好的人，它是要訓練你去覺察、理解自己如何與為何會這麼想、這麼感覺，並在過程中獲得一種健康的透視感。當你練習冥想時，這些自然而然就發生了，你想在生活中做出任何改變，將變得遠遠更有可能做到。此外，冥想也讓你體悟到，現在的你和你的感覺是 OK 的。請實際嘗試冥

想，別只因為科學家說它有效，就相信它有效。相關研究雖然寶貴、引人入勝，但如果你不親自體驗一下冥想的益處，也是枉然。所以，請參考書中的指示，不時拿出來看一下，有點耐性，給點時間，看看每天 10 分鐘的冥想練習，能夠為你帶來什麼樣的改變。

Headspace 應用程式

你要開始練習冥想所需要知道的一切概念，這本書雖然都已經寫得很詳細了，你或許還是會發現，我們的 Headspace 應用程式，會是很有幫助的好工具。這個 app 上有我親自指導、小單元式的正念冥想課程，還有很多可愛的動畫影片。你可以在 App Store 或 Google Play 上，搜尋「Headspace」這個關鍵字下載使用看看，或是造訪我們的網站 headspace.com。

你需要的技巧

在後續章節中，你會看到很多步驟明確的指示，幫助你開始並持續練習冥想。有可能是短短兩分鐘的小練習，介紹冥想的某個層面，或是每天 10 分鐘練習的完整版本，各位可在第 2 章介紹 Take10 技巧的段落中找到詳細解說，或是

第 3 章的正念練習，教你覺察每天的活動，例如飲食、走路
和運動，甚至還有一項練習可以幫助你獲得一夜好眠。但是
切記，唯有當你放下這本書，閉上眼睛開始冥想，你才能真
正感受到這些技巧的實際益處。

故事

　　冥想教學往往採用故事的形式，我在撰寫這本書時，也
延續了這項傳統。故事使得困難的概念變得易於理解，也使
得容易忘記的步驟變得比較好記。本書描述的故事，有很多
是我在學習冥想過程中親身經歷過的誤解與掙扎。當然，書
寫我在冥想時感受到的放鬆、平靜、喜樂，以及冥想對我的
生活所帶來的正面改變，非常容易。但是，回顧我曾經犯過
的錯誤，和各位分享，才更具有價值，因為犯錯是學習的最
佳途徑，我可以幫助你從這些體驗中獲得一些頂空。

科學證實

　　近年磁振造影（MRI）技術的進步，加上尖端的腦造影
軟體，使得神經科學家能以全新的方式觀察腦部活動。他們
能夠清楚觀察到，我們在學習冥想時的腦部活動，以及長期
練習冥想的一些正面效果。起初，科學家們認為，我們在冥

想的時候，改變的只是腦部的活動；但許多研究顯示，我們在冥想的時候，大腦本身的結構也可能改變，這是一種名為「神經可塑性」（neuroplasticity）的過程。因此，就像鍛鍊身體可以使特定部位的肌肉變得結實，應用冥想訓練心智，可以使和快樂、幸福有關的大腦區域變得厚實。

這些新研究使許多人感到振奮，有助於建立信心，尤其對冥想初學者來說更是如此。所以，我在本書前三章的最後段落引述了一些相關研究，它們和那一章的資訊有關，但還有更廣泛的關聯性。如果你想了解更多有關冥想和正念的研究，請造訪我們的網站 headspace.com。

個案研究

除了前面提到的故事，我在本書第 6 章的〈臨床故事〉中，匯集了多年來的一些個案研究。其中，有些人是因為特定癥狀，由醫師轉介給我，但更多人來找我，只是為了尋求生活中能有更多的頂空。在獲得這些人大方允許之後，我撰寫了個案研究，例示每天練習冥想的簡單性、效益和各種潛力。

寫日誌，自我反饋

雖然冥想要我們做到的是放下，但是當你開始練習冥想

時，寫日誌非常有幫助。本書最後有一個 10 天的〈離線日誌〉，可以幫助你追蹤記錄自己的進展。我也鼓勵你加入 Headspace 的臉書社群，分享你的經驗，提出疑問。

正念與冥想，有什麼不一樣？

老實說，聽到「靜坐冥想」，很難不令人聯想到喜馬拉雅山深處纏著腰布的瑜伽修行者，或是光頭僧尼坐在寺中誦經、敲鐘、吹號角，穿著橘色袈裟，四周焚香裊裊（我是過來人）。或者，也可能令人聯想到穿著紮染繽紛 T 恤的嬉皮，吸了大麻後精神恍惚，或是成群的新時代運動者在森林裡頭跑步，輪流擁抱著樹木。不可否認，「靜坐冥想」這件事有其包袱。

三十多年前，幾位先進的西方醫生嘗試把冥想引進主流保健業時，他們服務的醫院嗤之以鼻，幾乎全然不予理會。然而，他們並未就此打消念頭，而是把「meditation」（冥想）更名為「mindfulness」（正念），繼續進行研究。傳入西方的「正念」，雖然源於佛教的靜坐冥想傳統，但本質上並無任何佛教成分。正念是大多數冥想技巧的關鍵要素，遠遠超越閉目打坐的形式。「正念」指的是專注於當下、不分心，讓心智停留在自然的覺察狀態，不帶任何偏見或判斷。這聽起來很棒，不是嗎？明顯不同於我們多數人的生活情形──經常

被各種大大小小的思想與感覺煩擾，對自己和他人吹毛求疵，不時評斷。

通常，當我們被各種小事占據心思時，就會開始犯錯，至少我自己經常這樣。那些錯誤可能會影響到我們的工作表現、人際關係，甚至銀行的存款餘額。每當想到缺乏正念，我就會想起我在莫斯科的那段日子。我任職的學校支付我美元薪水，待遇相當好，我每個月都能夠存點錢。那時，1990年代末期金融危機剛爆發不久，沒人信賴銀行，大家要不就是把錢藏在床墊下，要不就是設法把錢運到國外藏起來。當時，我為了一趟冥想靜修之行在存錢，在下一趟回英國時，我決定隨身攜帶我存下來的錢。

不過，你或許知道，各國政府對於把現金帶出國，有著嚴格的管制與規定，不能夠超過特定金額。當時，我把500美元藏在內褲褲襠，就那樣穿著袈裟站在那裡，有一疊現金藏在我的褲襠裡，心裡頭不禁有點罪惡感，不論我的意圖——把這些錢用於冥想靜修之行——多麼良善。事實上，過度焦慮的心理，還有為了順利通過海關，我一直在練習俄語，太過占據我的心思，以至於我去上廁所時，完全忘了自己把現金藏在內褲裡。

廁所裡滿滿都是人，所有的小便斗都有人使用，我走進一個廁所隔間。細節部分，我就不多說了，廁所相當破舊，前面的使用者忘了沖水，我站在馬桶前撩起袈裟時，還是一

直在想事情、滿心憂慮，悲劇就這樣發生了。在我根本還來不及反應之前，便驚愕地看著那 500 美元紙鈔掉進馬桶裡。不消說，若我更專注於當下，不被種種思緒如此煩擾，就不會發生這種事了。當時我分心了，一分心，就容易犯錯。此時，你可能想問：那接下來呢？我就這樣讓那 500 美元漂在馬桶中？還是勇敢捲起袖子，做那件令人難以想像的事？嗯……總之，那趟靜修之旅成行了。

「正念」就是專注於當下，專注於此時此刻，體驗當下，不分心，心無旁騖，不陷入沉思。它不是你必須創造與保持的一種人為或暫時的心智狀態；相反地，正念是後退一步，靜心處於自然的狀態，擺脫平常的混亂。想像一下，如果你能夠用這種狀態生活是什麼模樣？想像一下，如果你可以丟掉占據太多心思的所有包袱、故事、爭論、評斷、各種待辦議程，會是什麼模樣？這就是專注於當下的正念。

但是，我們已經習慣放任自己想事情一輩子了，為了學習如何後退一步，需要進入適當的狀態，這就是冥想上場的時刻了。一點也不神祕，冥想其實只是一種技巧，能夠帶你進入練習正念的最理想狀態。

當然，你也可以藉由其他活動，體驗專注於當下或全神貫注的感覺，不是只有冥想能讓你獲得這種體驗。其實，在你以前的生活中，一定多次體驗過這種感覺，或許當時你正在山上滑雪、騎腳踏車、聆聽最愛的音樂、和小孩玩，或是

看夕陽等。這些方法的問題在於，往往有點需要碰運氣，無法讓我們經常體驗到專注於當下的感覺。

如果你能夠每天坐下來冥想，就算只是很短的時間，那種專注於當下、用心覺察此時此刻的感覺，將會變得愈來愈熟悉，之後你就更容易在生活中運用這套方法。一如學習任何新的技巧，想要學到最好，就必須讓自己進入最佳的學習狀態，而冥想為正念的學習，提供了非常好的狀態。很多人願意學習冥想，每天只要花 10 分鐘的時間靜心，他們覺得這樣就夠了。

不過，正念和冥想的概念，以及兩者之間的關連性，未必那麼易於理解。如果你還是不大清楚的話，不妨試著這麼想：你在學開車，想必你一開始會選擇比較安靜少人的鄉間道路多練習，而不是繁忙的高速公路。當然，你可以在鄉間道路或高速公路上開車，但是當你還在學習、練習時，前者比後者更為容易。

學習正念也是如此，你可以在任何境況、為了任何用途使用正念，但最容易學習正念技巧是在靜坐冥想時。有趣的是，縱使你已經有自信把正念應用在日常生活中了，每天大概還是會抽一點時間來做一下冥想。很簡單，不論你的開車技巧多麼了得，在安靜的鄉間道路上開車的那種舒適、快樂感，是在高速公路上開車永遠無法比擬的。此外，在安靜的鄉間道路上開車，你還有餘裕注意周圍的情況，沿途欣

賞風景。

　　有人可能會覺得，冥想和正念的區別聽起來不重要，反正兩個詞彙經常交替使用。但是，除非你即將收拾包袱，展開僧尼生活，否則兩者的區別很重要，因為只要你不是在山上靜修處生活，能以正規、有條不紊的方式坐下來練習冥想的時間就有限。我經常聽到人們說：「我沒有時間冥想，我太忙了，有太多事情要做，壓力太大了！」如果可以用更廣一點的角度來看，不論我們身在何處、正在做什麼，都能訓練、陶冶心智的話，或許不是那麼難做到，最起碼它可以和現代生活中的種種責任義務共存。這也是我希望這本書能夠為你做到的，教你如何繼續平時的日常生活，每天做到少量能夠融入你的作息與行程、又足以產生效果的冥想，善用廣義的「心智訓練」或「正念」，來改變你每天的生活體驗。

　　我相信，一定會有一些經驗豐富的冥想修練者，對「10分鐘冥想」的概念感到驚愕。若你是其中之一的話，請聽我解釋。我知道，乍聽之下，這就像微波爐料理包一樣速食，但稍微深入思考一下心智訓練的目的，就能看出「簡短但經常」的概念是很有道理的。關於冥想的方法，我們必須更有彈性一點、懂得調整，若能安靜打坐一個小時固然很好，但如果你無法在這一小時當中保持覺察的狀態，那根本不會產生什麼益處。

　　再說，其餘的二十三個小時呢？跟生活中的許多事物一

樣，冥想也應該重質不重量。從每天短短 10 分鐘的冥想做起，若你覺得容易，想做更多，而且有時間，那當然很好。就算你每天只有靜坐冥想 10 分鐘，還是能夠獲得許多好處；就算我不去理會多年來聽到、看到的種種傳聞益處，現在也有具體的科學證據（你將在後續各章節看到）支持每天簡短、經常性的冥想練習能夠產生的健康益處。

什麼是「頂空」？

如果「正念」是能夠專注於當下，專注於你此時此刻正在做的事情的一種技巧，「冥想」是學習這項技巧的最佳途徑，那麼「頂空」則可視為產生的成效。

我使用這個名詞，採用的是最廣泛的含義。很多人可能會選擇使用「快樂」或「幸福」（happiness），但是這樣很容易和快樂的情緒混淆。請別誤會我的意思，享受樂趣、大笑或微笑，這些都是生活中的美好事物，誰不想要獲得更多這樣的體驗呢？但是，生活不會一直都是如此，總會發生大大小小的事情與各種狀況，未必全都是美好的，不時會出現困難、壓力、煩惱與痛苦，這是我們再怎麼努力，也迴避不了的事實。由於快樂高度取決於外在環境和我們的情緒，來來去去，太短暫，也太不穩定，無法提供持久的平靜或清明感，所以我偏好使用「頂空」一詞。

　　「頂空」形容的是一種內在的平和感，一種滿足、不可動搖的知足感，不論當時的情緒如何。「頂空」不是取決於表面情緒的心智品質；也就是說，不論你是在悲傷或憤怒的情緒下，或是興奮、開懷大笑的時候，都能夠明顯體驗到頂空。基本上，「頂空」就是對你正在經歷的任何思想，或是你感受到的任何情緒都「泰然處之」，這就是冥想令人感覺很棒的原因，而且往往第一次體驗的感覺就很棒。當然，它未必能讓你笑得前俯後仰或手舞足蹈，但能讓你感覺到內在的知足感，知道一切都 OK。而這種體驗的結果，很可能改變你的生活。

　　知道「頂空」和「快樂」的區別很重要，我們很容易認為，幸福快樂應該是生活的預設值，和這項預設值不同的狀態都是錯的、不正常的。基於這項莫名的假設，我們往往抗拒不快樂的源頭，不論是身體上的、心理上的，或是情緒上的，通常在這種時候，情況就會變得複雜，生活會開始變得痛苦，我們可能會一直刻意追求、維持那種快樂感，對一時的快感或新體驗的樂趣上了癮，無論這快感或樂趣源自什麼，我們都必須不停地餵養，不論我們餵養的是食物、飲料、藥物、衣服、車子、人際關係、工作，甚至鄉間的安祥與寧靜。一旦我們仰賴這種做法來獲取快樂，我們就被束縛了。當我們無法取得時，該怎麼辦呢？當那種興奮感消退之後，會怎麼樣呢？

　　很多人一輩子就這樣追逐著這種幸福快樂，你又認識多少「真正快樂」的人？我的意思是，你認識多少內心始終能夠維持平和狀態，對生活的各種境況都能夠處之泰然的人？這種不斷追逐一個又一個所謂能夠帶來快樂的方法，能夠讓你體驗到頂空嗎？我們忙忙碌碌追求短暫的快樂，創造出許多內在雜音，卻沒有發現這些噪音淹沒了已經存在那裡、等著被認識的自然頂空。

喬西

　　我在印度旅行時，遇到一位名叫喬西的男子，他是那種非常討人喜歡的人，那天我在等巴士時，他開始跟我交談。去過印度的人都知道，等巴士，往往得等很久，尤其是在山區。我們相談甚歡，兩人有一些共同興趣，最值得一提的是冥想。接下來幾週，我們花更多時間交談，分享彼此的經驗。每一天，喬西都在談話中，多透露一些關於他的生活。

　　在我們相遇的幾年前，喬西和他的太太及四個小孩一起生活。由於他的父母和岳父母都不是特別富有，因此他們也和喬西一家人一起生活。喬西說，當時房子雖然擁擠，但是很快樂。然而，他太太在生了第四個小孩、重返工作後不久，卻不幸因為車禍喪命。當時，她的父母和新生兒都在車上，那是非常嚴重的車禍，無人生還。我現在回想起喬西向

我述說這個故事時的情景，仍然忍不住泛淚。他說，那種傷痛是難以忍受的，他無法面對這個世界，只想要一個人躲在家裡。但是，他的父母提醒他，他還有三個孩子需要照顧，他們需要一個能夠支撐他們的父親，於是喬西全心全意投入照顧孩子。

幾個月後，印度的雨季來臨，伴隨而來的是常見的區域水災。積水導致疾病爆發率高升，跟村莊裡的許多其他小孩一樣，喬西的三個孩子病得很嚴重，他母親也生病了。不到兩週，三個孩子和他的母親都病逝了。他的母親原本就健康不佳，很快就過世了，三個孩子的健康狀況稍微好些，但還是不夠強壯到足以對抗疾病。

短短三個月，這個男人失去他的妻子、母親、所有孩子，以及岳父母，全家只剩他的父親存活。喬西無法繼續在這棟發生了那麼多悲劇的房子裡生活下去，於是搬到朋友家住。他的父親離不開這棟他稱為家的房子，留下來照顧。但是，搬去朋友家才沒幾天，喬西就收到消息，說他的房子燒毀了，他父親似乎困在裡面，不幸罹難了。喬西說，他至今仍不知道，這場火災是純粹意外，還是他父親覺得自己撐不下去了。

我聽完整個故事之後，對自己在生活中的牢騷、哀歎及抱怨，總是希望事情如我所願，一不如意就感到不滿等行為覺得很慚愧。為何只是火車誤點，或是在睡夢中被吵醒，或

是和朋友有歧見時，我就那麼惱怒呢？這個男人所承受的痛苦是我難以想像的，但他似乎仍然保有超然的平靜與風度。我問他，失去所有的家人之後，他怎麼做？他告訴我，他如何搬到這個新的地區。喬西說，沒了家人、沒了家，也沒有錢，迫使他對人生產生非常不同的想法，最後他選擇住在一個禪修中心，大部分的時間都在那裡度過。

我問他，他是否認為冥想已經改變了他對這一切的感覺？他說，冥想並未改變他的感覺，但改變了他對那些感覺的體驗。喬西說，他仍然不時感受到強烈的失落感與悲傷，但是他的體驗不同了。他說，他已經在那些思緒和感覺之間找到了一個地方，那裡有平和、鎮定與安詳感。他說，那是誰也無法從他生命中奪走的一塊心田，不論他的生活中再發生什麼，他總是可以返回這塊心田。

雖然這是一個極端的例子，但我們所有人無可避免地都會在生活中遭遇一些挑戰——我們寧願不曾發生過或情況並非如此的挑戰（但願不像喬西的遭遇那樣。）冥想無法改變這些事，任何其他事物也都無法改變，這是身為人類活在世上的一部分。有時會發生一些情況需要或強迫我們改變，你必須有技巧地使用正念來處理這些情況。至於你對這些情況的想法與感覺，起始點是認知到，你的體驗取決於你的心智本身，因此訓練心智很重要，藉由改變你看待世界的方式，你可以有效改變你周遭的世界。

　　我認為，人們經常誤解，覺得好像必須放棄生活中的夢想與抱負，才能夠練習冥想，其實不然。人類天性致力於追求成就，人生有目的與方向感是很重要的，冥想可以幫助你釐清、堅持目的，這項修練將以很直接的方式讓你體悟到，持久的快樂感和頂空並不仰賴外在事物。這項體悟將使你以更大的自由度與輕鬆感過生活，使你對你想前進的方向更有信心，但不會太在意成果，以至於一個意外阻礙或不如意的結果，就導致你心碎、不知所措，這是一種微妙、但具有深層影響的視角轉變。

兩個預備小練習

　　你上一次完全靜靜坐著，不分心，不受電視、音樂、書籍、雜誌、食物、飲料、電話、電腦、朋友、家人，或腦海中不停翻騰的思緒干擾，是什麼時候？如果你從未嘗試過靜坐冥想之類的修練，我猜你大概從未有過前述的體驗，因為就算我們只是安靜地躺在床上，腦子往往仍在繼續思考。對很多人來說，「什麼都不做」聽起來頂多是無聊、最糟是嚇人，我們往往過於汲汲營營，陷於一堆雜務，以至於不再有任何參照點知道何謂靜心定坐。我們對「做事」上癮，哪怕這「做事」只是在思考而已，所以靜坐不分心可能一開始會令人感覺有點不大習慣。

練習 1：什麼都不做

現在，請你試試看，繼續坐在你現在坐著的地方，把書闔上，放在大腿上。不需要任何特定坐姿，只要輕輕閉上你的眼睛，靜坐一、兩分鐘就好。若有很多思緒浮現，沒關係，就這樣讓它們來來去去。你只要體驗什麼都不做，就這樣靜坐一、兩分鐘看看，嘗試一下是什麼感覺。

怎麼樣？感覺如何？也許，什麼都不做，你感到很放鬆。或者，你可能感覺需要「做」點什麼事，或是一直想要專注在某項事物上，好讓自己的心思被占據。別擔心，這只是個小練習而已，不是考試，後續等我們真正進入冥想時，有很多事情可以占據你的心思。不過，在這個最早期的階段，注意到自己總是在做事的習慣，或者總是想要做點事的欲望，是有益的。如果你沒有體驗到想要做點事的欲望，可以再試一次這個小練習，但這次多靜坐個幾分鐘。

當然，我不是說看電視、聽音樂、喝點酒、購物或是和朋友閒混，有什麼不對；相反地，這些都是生活中令人覺得享受的事。我們應該認知到的是，這些事情提供了定量的短暫快樂，而非持久的頂空平和感。你可曾在一天的工作結束

之後，感覺心緒繁忙，非常疲倦？或許，你今晚想要「關機」一下，看點電視，讓自己感覺舒服一點。如果節目很好看，你完全入迷，可能會覺得這彷彿讓你暫時擺脫了所有跟工作有關的思緒。但如果節目不是很有趣，中間還穿插了很多廣告，那可能讓你那些跟工作有關的思緒不時浮現。不論是前者或後者，在節目結束以後，你那些跟工作有關的思緒和感覺很可能又回來了，雖然也許不像先前那麼強烈，但或許一直都在你的腦海裡。

　　大多數人的生活就是這樣，從一件分心的事到另一件。工作時，他們太忙碌、太分心，以至於未能覺察到自己真正的感覺，一回到家之後，彷彿突然間就得面對許多思緒。如果晚上安排了一些事情，例如看電視，讓自己的心思被占據，那麼可能要等到上床準備就寢之後，才能覺察到這些思緒。我想，你可能對這樣的情況並不陌生：頭一躺上枕頭，你的腦袋彷彿就全面啟動了，各種思緒一一浮現。其實，這些思緒一直都在，只是之前都有事情令你分心，所以你未能覺察到，現在沒了令你分心的事，你就覺察到它們了。或者，情況也可能正好相反，有些人太忙於社交生活或家庭生活，直到去工作時，才覺察到自己多麼疲憊，感覺到在腦海裡奔騰的所有思緒。

　　所有令人分心的事物，都會影響到我們的專注力，導致我們的各項表現和生活品質無法接近最佳水準。若你的心智

總是從一個思緒奔向另一個思緒，專注力自然被嚴重削弱。

練習 2：聚焦於感官

請你再花兩分鐘的時間，做一下這個簡單的小練習。像第一個練習一樣，請繼續坐在你現在坐著的地方，把書放在你的大腿上，徐緩地聚焦於一種身體感官。在這個階段，最好聚焦在聽覺或視覺，我建議使用背景聲音，閉上你的眼睛，但有時聲音可能有點無法預料，選擇聚焦於視覺也很好，例如雙眼注視著房裡的某個物體，或是牆上的某一點。不論你選擇聚焦於哪種感官，請試著盡可能聚焦更長的時間，但是輕鬆就好，不必用力或緊繃。若你被思緒或其他的身體感官分心了，請你把注意力帶回來，繼續練習。

怎麼樣？你很快就能保持專注嗎？或者心思總是不斷飄走？你在聚焦多久以後，才開始分心？也許，你發現你對於聚焦的事物擁有模糊的覺察，但同時間還在想著其他事。說來，你可能不大相信，對很多人來說，能夠聚焦在一個物體上一分鐘，就算相當了不得了。但是，想想你在工作上、照

顧家人上、聆聽朋友說話或開車時，必須聚焦多長的時間，多數人卻只能聚焦這麼短的時間，實在不免令人憂心。

淪為科技的人質

彷彿令人分心的事物還不夠多似的，現在智慧型手機還能輕易收發 email、使用社群軟體，讓我們一整天都能夠分心個夠。這聽起來或許很方便，但也意味著，只要一覺得有點無聊、閒不住，就能觸發我們上網保持忙碌。想想看，你每天做的第一件事是什麼？查看 email？在臉書上建立貼文？透過推特和朋友或同事互動？你每晚睡覺前做的最後一件事是什麼？若研究調查正確的話，你每天起床後或睡覺前，很可能至少會做這些事的其中一件，如果不是全部的話。如果你一直「連線」，是很難「關機」的。

我在報紙上看到一則報導，有個男人的科技上癮症非常嚴重，非常害怕遺漏重要的事，或是不回覆訊息就會得罪某人，於是睡覺時總是把他的智慧型手機擺在胸膛上。不僅如此，他在睡覺時也把筆記型電腦擺在身旁。他是個已婚男子（至少在本書撰寫之際如此），他太太跟他同床。諷刺的是，流進他生活中的電子資訊太多了，儘管他帶著電腦上床睡覺，還是遺漏了一封出價 130 萬美元要收購他的公司的電子郵件。

　　這也許是個極端的例子，但我認識的幾乎每一個人，都曾抱怨過感覺快要招架不住生活中的電子資訊量。在僧侶修行期間，我曾經這麼想：「就關掉啊，不用就行了。」但是，在回歸俗世生活之後，我必須擁抱這些科技來處理工作，理解到沒那麼簡單，不是關掉或不看就行了。與其不用或是想要改變，我們必須學會更高明地與它相處，才不會感覺快要招架不住。

你可以選擇是否改變原本的生活

　　這把我們帶回到訓練心智的基本原則上，「正念」不需要你改變任何東西，但為了變得對心智狀態更有覺知，你可能會選擇在生活中做出一些改變，那完全取決於你。正念的修練不需要你放棄一切，徹底改變自己的生活型態，因為這麼大幅度的改變，也鮮少能夠持續下去。這就是正念生活很容易做到的原因，如果你想要的話，你可以維持一直以來的生活型態。「正念」是學習如何改變你對生活型態的體驗，找到一種持續你原來的生活，但內在獲得更多滿足感的方式。如果你之後想要做出一些改變，當然可以，決定權在你。差別是，學習正念之後，你做出的任何改變，將可以維持下去。

現代生活充滿了壓力

　　現代人如此忙碌的生活，有那麼多責任和選擇，使得我們的身心恆常超時工作。我認識的許多人都說，就連晚上睡覺時，也感覺輪齒仍然不停地運轉著。當生活變得更複雜的同時，壓力相關疾病的罹患率也會上升，這並非巧合。根據英國國家統計局，近年來焦慮、憂鬱、易怒、上癮與強迫症全都明顯增加，伴隨壓力常見的生理狀況包含疲勞、高血壓和失眠。

　　人們基於種種不同理由，來到我工作的診所，但最常見的是壓力癥狀。有些人自發性地前來診所，有些人是因為伴侶、家人或朋友的敦促或建議前來求助，也有人是因為癥狀非常嚴重，由醫生轉介而來。但最多的是只是想看看有沒有什麼方法可以改善生活品質的一般人，他們可能覺得工作壓力大，或是因為感覺有點招架不住家庭生活，或是厭倦了強迫性思考，或者想要停止一些持續造成自己或他人傷害的特定行為。大多數的人只是想在生活中體驗到多一點的頂空，第 6 章有一些人的個案研究，他們大方分享自己的體驗。

　　壓力可能導致我們做出各種古怪可笑的事，讓我們說出但願自己從未說過的話，做出但願自己從未做過的事，也會影響我們對自我的感覺，以及和他人互動的方式。當然，特定類型的壓力或挑戰，能讓我們在達成目標之後獲得成就

感，但也經常衍生了不是那麼有益的其他壓力，令我們疑惑人生到底是為了什麼。訓練心智的重要性就在於此，使我們在生活中不論發生什麼事，都能夠保持內心的滿足感與喜樂，這將對我們的生活有深遠的影響，這就是獲得頂空的目的與意義。

人際關係

　　練習正念無疑會幫助你體驗一些頂空，使你的生活品質有所不同，這大概也是你閱讀這本書的目的。不過，練習正念還有另一個好理由，不管喜不喜歡，我們都必須和他人共享這個世界，除非我們想成為瑜伽修行者或遁世隱者獨居在山上，否則總是得和他人互動。所以，你體驗到的頂空增加，誰最受惠？你，還是你周遭的人？應該可以這麼說，如果你天天冥想、練習正念，使你的身心整體狀況日益改善，那麼你將會以更正面的方式和他人互動。

　　這或許是心智訓練最為人忽略的一個層面。當靜坐冥想從東方傳至西方時，不知什麼原因，很快就變成有關「我和自己」的修練。雖然這或許是無法避免的事，但隨著時間過去，我們現在應該把它變成一種更利他的訓練。我想，日常生活中你最痛苦掙扎的時刻，大概是你聚焦於自身問題時，因為身為人類的我們有這種自然傾向，總是喜歡自尋煩惱、

沉思、分析。好吧！其實，我們並不喜歡這麼做，但有時就是無法停止這麼做。不過，當你不是在思考自己的問題，而是思考別人的問題呢？自尋煩惱的天性就改變了，對吧？

想到別人的困難，你固然可能感到悲哀或苦惱，但那種感覺非常不同於煩惱自身問題時的感覺，因為視角改變了。改變視角，這是心智訓練極為重要的一個部分，藉由減少聚焦於你本身的憂慮，更聚焦於他人的潛在快樂，可以為你本身創造更多的頂空。不僅如此，你的心智會變得柔軟、更有可塑性，也更容易運作，更快聚焦於冥想的標的物，比較不會因為流動的思緒分心，會變得更明晰、更穩定，比較不容易受到情緒波動的影響。因此，讓冥想含有利他成分，並非只是做正確的事而已，能夠產生更多其他益處。

毫不意外，這項簡單的技巧能對你和他人的關係產生相當深切的影響。當你變得對一切人事物更有覺知時，必然更能覺察到其他人的狀態，你會開始注意到，有時你可能在無意間（甚至是故意）激怒他們，或是他們做了什麼激怒你。你開始認真傾聽他們真正想說的是什麼，不是一直想著你希望他們說的話，或是你接下來要說什麼。當這些情況開始發生時，你會發現，你和他人的關係開始改變。如果我們一直沉浸在自己的思緒裡，就很難有時間關注到其他人。

心智訓練三步驟：入門、練習、融入

　　靜坐冥想絕對不是一種單獨練習，而是更廣泛心智訓練的一部分；確切地說，靜坐冥想只是三個重要步驟的其中一步。這項心智訓練的第一步，是了解如何掌握相關技巧，這意味的是發現心智的動態，了解當你練習技巧時，你的心智可能會如何運作。爾後，你才會被引導進入實際的冥想技巧，至於第三步就是在熟悉相關技巧之後，把這樣的心智品質融入每天的生活裡。

　　前人急於把靜坐冥想引進西方，其中兩個步驟大致遭到忽略，但是少了拼圖中的這兩塊，冥想的精髓就喪失了，變成和原始脈絡分離，效果也因此比較差，對日常生活的影響程度大幅降低。這麼多年來，人們如此難以學習、獲得冥想的真正效益，或許這是主因之一。想要冥想修練真正奏效，獲得這些技巧的最佳益處，這三個步驟缺一不可──掌握入門技巧、練習相關技巧，把這些技巧融入日常生活中。

　　這幅拼圖的每一面都同等重要，想像讓你照料一輛漂亮的古董車，但你之前從未開過車，也從未上過相關課程，而這輛古董車太罕見、太稀有，你甚至不大確定那些踏板、操縱桿和按鈕是做什麼用的。靜坐冥想的入門，就像學開車一樣，你不需要了解引擎蓋下方的所有機件，但必須知道如何操作不同踏板、操縱桿及按鈕，也需要漸漸習慣車子的動

力、你在路上的方位，以及你周圍所有車子的不可預測性，這就是「入門」。

但這可不是一輛普通的車子，它是古董車，所以你必須經常發動引擎，確保車子運轉正常，這樣你下次開車上路時，就能有最好的性能表現。如果你對古董車不熟悉，可能會覺得這聽起來有點奇怪，但老引擎就是需要不時發動一下，此時就是你靜坐冥想的時刻了。每天靜坐一下，不必把車子開出去，發動引擎讓它自然空轉，你聽著它發出的聲音，對它的聲音和感覺變得愈來愈熟悉，這就是「練習」。

但是，如果你從來不開車上路，養車有什麼用呢？冥想也是一樣。學習冥想的主要目的，並不是要讓你花時間閉目靜坐，而是要把那種嫻熟於覺察的技巧融入其他的生活領域，這就是「融入」。

有兩種不同的方法運用冥想，我喜歡把第一種稱為「阿斯匹靈法」：我們外出，過著忙碌的生活，壓力變大了，需要做點什麼來讓自己感覺好一點，於是我們就做點冥想。等到感覺好一點了，精神恢復了，我們再外出，再度過著忙碌的生活，壓力再度變大了，於是我們再度需要做點什麼，來讓自己感覺好一點。這種方法沒什麼不對，你可能會因此體驗到一點頂空，但是和第二種方法相比，就可以看出局限了。第二種方法就是致力於將相同的心智品質，融入你其餘的生活領域。

　　大多數的人每天只能抽出一小部分的時間靜坐冥想，好
消息是，把正念應用於每天其餘的時間，並不需要你抽出更
多時間，也不需要改變你的行程；事實上，你可以完全依照
既定的行程走。差別不在於你從事哪些活動，而在於你做那
些事時，引導和運作心智的方式。

第1章
入門

冥想與思緒

我動身前往第一座修行僧院時，堅信靜坐冥想就是停止思想。我之前聽過「淨空心」，據說可以透過靜坐冥想達到，我非常想要體驗那種境界。雖然之前多年間，我曾經模糊體驗過一、兩次，但我想像它應該是可以持久的，好像是一個只有「空」的泡泡，任何不愉快的事物都無法進入。

我想像，那是一種沒有思想與感覺的境界。我不知道當年我怎麼會想像可能會存在著沒有任何思想或感覺的生活，但我一開始接觸靜坐冥想時，就是抱持著這種想像。試圖創造一個美好的泡泡，追求達到我以為必須這樣才算是正確冥想的心境，大概是靜坐冥想最常見的錯誤觀念之一。

　　我在那段期間獲得一些優異的指導，但是老師傳授的方式，卻強化了我對冥想的許多錯誤觀念。我每天都會拜見老師，說明我的冥想修練進行得如何，各種思緒如何在我的腦海中奔騰，不論我如何嘗試，都無法停止。老師每天都會告訴我，要更警戒一點，更努力在思想浮現腦海中的那一刻抓住它們。沒多久，我就變成了一個極度緊張的人，高度警戒地坐過一個又一個小時，感覺就像在遊樂場玩「打地鼠」一樣，必須專注等著下一個思緒出現，一出現就立刻捶下去、消滅它。

　　當時，我每天進行十八個小時的冥想，睡眠時間只剩下三個小時左右，沒多久就完全精疲力竭了。我坐在寺中，盡力想要達成什麼，什麼都行，但愈是多一分努力，感覺就離我追求的境界更遠一點。其他來自本地的僧侶看起來都很放鬆，還有幾個常常打起盹來，雖然這顯然不是靜坐冥想的目的，但是當你像我那麼努力時，看到有人竟然能夠放鬆到睡著了，那真是夢幻誘人啊。

　　過了一陣子，我的老師發現，我做得太過頭了，投入太多努力，便指示我要減少努力。但是，到了這個階段，我已經習慣對凡事投入太多努力，就連他指示的「減少」努力，我也很努力去做。這種掙扎的情況持續了好一段時間，直到我有幸遇到另一位老師，他似乎有說故事的天賦，可以用我很容易理解的方式來解釋事情，我很震驚於他所說的，因為

他對靜坐冥想的闡釋，和我以往的想像完全不同。

道路

首先，他要我想像，我坐在一條交通非常繁忙的道路旁，雙眼被布蒙住。他說：「現在，也許你能聽到背景噪音，汽車急馳而過，但是你看不到，因為你的雙眼被蒙住了，對吧？」我想像自己坐在高速公路旁的草地上，點頭同意他說的。他繼續解釋：「當你開始冥想前，可能感覺會有點像這樣。你的腦中有背景噪音，有種種思想，縱使當你坐下來放鬆，或是晚上準備就寢時，仍然感覺噪音好像一直持續著，對吧？」我無法反駁，因為我的確感覺我腦中好像總是有一定的背景噪音或是轉個不停的思緒，縱使當我並未有意識覺察到個別思緒時也是如此。

老師接著說道：「現在，想像你把遮眼布拿下來。這是你頭一次清楚看到道路，看見你的心智。你看到汽車奔馳而過，有各種顏色、形狀和大小，也許你有時被聲音吸引，有時則對外觀更感興趣，總之你剛拿掉遮眼布時，就是這種情形。」說到這裡，他突然笑了起來，繼續說道：「你知道嗎？學習靜坐冥想的人，有時就是在這個時候說出很好笑的話，開始把他們的思想和感覺怪罪於冥想，你能相信嗎？」他語帶嘲笑地問。「他們來找我說：『我不知道是怎麼一回事，那些思緒究竟是哪裡來的？我通常不會想這麼多，一定是冥想

讓我想個不停！』意思是，冥想讓他們的情況變得更糟。」

　　他的笑聲漸收，繼續解釋：「所以，你必須先搞清楚，冥想並沒有讓你思考！它只是把明亮的光投射在你的心智上，讓你能夠看得更清楚。這明亮的光就是覺察，當你把燈光打開時，或許你會不喜歡自己看到的東西，但這就是你的心智日常運作的清楚寫照。」我坐在那裡，思考著他說的話，有一點他完全說對了——打從學習冥想開始，我就怪罪冥想影響我的心智狀態，我無法相信我的心智其實一直都是這種狀態，至少我不願意相信真的就是這樣。我懷疑，我可能是完全沒救了，再怎麼靜坐冥想也幫助不了我。但其實，這是一種非常普遍的感覺，如果你也有這種感覺，請放心。

　　老師似乎看出我在想什麼，出言打斷了我的思考：「心智運作本是如此，不是只有你的心智如此，所有人的心智運作都是如此，所以訓練心智很重要。當你看到自己的心智是如此混亂時，很難知道該怎麼辦，有些人很難不感到驚慌。有時人們試圖強力制止思想，有時嘗試置之不理，改想點別的，若是碰上有趣的想法，則可能更投入於這些想法。但這些做法只是在逃避事實，回想一下那條繁忙的道路，前述那些試圖掌控思緒的做法，無異於你從原本坐著的路旁站了起來，跑進車陣裡，想要指揮交通，」他暫停了一下說：「這是相當危險的策略，」說完再度笑了起來。

　　聽起來熟悉嗎？他又說對了，一直以來，我就是這麼做

的。我不只在冥想時這麼做，這些描述總結了我的一般生活，我總是試圖掌控每件事。當我坐著冥想時，看到我的心智混亂的狀態，便觸發了我的習慣——跳進去掌控，試圖釐清一切，不成功就更加努力。我們從小就是這樣被教導的，不是嗎？「你必須更努力一點」，所以我就更努力，但其實再多的努力，也不能產生平靜感。

　　我的老師提出一項建議：「這樣吧！與其在車陣中跑來跑去，試圖控制一切，何不試試待在原地一會兒？看看接下來會怎麼樣？當你繼續留在路邊，看著車子經過，會發生什麼事？或許，此時是尖峰時段，路上都是車子，或者此時是晚上，路上車子很少，哪種情況並不重要，重點是習慣定坐在路邊，觀看車流經過。」由於觀看各種思緒流經的概念很容易理解，所以我還一度急於回到冥想坐墊上呢！

　　老師說：「當你用這種方式學習冥想時，你會發現自己的視角改變了。從思緒和感覺抽身後退一步，你會感覺空間變大了，彷彿你只是個旁觀者，看著思緒車流經過，有時你可能看著看著就忘記了。」然後，他露出會意的微笑說：「不知不覺中，你沿著路一直跑，追著一輛拉風的車子。當你體驗到一個令人愉快的想法時，就是這種情形，你看到它、迷上它，然後追著它跑。」

　　他大笑，想像我追著車子跑的情景。「可是，突然間，你會發現你正在做什麼；就在那一刻，你將有機會重返你的

路邊座位。其他時候，你可能看到一輛車子開過來，你不喜歡那輛車的模樣，也許那是一輛老舊過時的車子——某個令你討厭的思緒，你毫不猶豫衝到路上，試圖攔阻。你可能嘗試抗拒這種感覺或想法好些時間，才發現自己又回到路上，但是當你這麼做的那一刻，你就有機會重返你路邊的座位。」然後，他的語氣變得慎重一點：「歷經時間，這會變得愈來愈容易，你會不想太常跑到路上，發覺自己只是安坐在路邊，觀看各種思緒流過變得愈來愈容易，這就是冥想的過程。」

這個類比值得花點時間深思，我坐在那裡，思考師父說的。這番闡釋有道理得多了，至少理論上如此，但其中有幾點感覺不大對。若我只是坐在那裡，當個思緒的旁觀者，誰來思考呢？我當然無法同時做這兩件事吧？

老師解釋：「你的思想是自主的，若你想思考某件事，你當然有能力去深思、回想或預測未來，想像情況可能如何。但是，當你坐著冥想時，走在街道上或是坐在桌前閱讀一本書時，那些突然『浮現』在腦海中的想法呢？你不是主動想起那些念頭的，對吧？它們是『自動』浮現的。這一刻，你讀著一本書；下一刻，一位老朋友就突然浮現在你的腦海中，你已經很久沒有想到這位朋友了，也沒有刻意想起他，但他就這樣突然浮現在你的腦海裡！」這絕對是我體驗過很多次的情況，我不知道各位是否曾經發生過下列這種狀況，

但我經常開始閱讀一本書，讀了一頁卻發現連一個字也沒有讀進去，因為在過程中的某個時點，一個念頭突然浮現在我的腦海裡，導致我分心，而且我往往沒有注意到。

「所以，」老師繼續解釋：「我們非常努力去壓抑、擺脫或制止這些思想，但它們大多是自動浮現在腦海的，對吧？我們喜歡認為自己能夠掌控心智，控制思想的流動，但要是我們可能做得到這件事，你就不需要繞了半個地球，來到這裡聽我說道了。」他開玩笑指著我大笑，然後說道：「事實上，如果可能控制自己的思想，你根本就不會有任何原因感受到壓力，因為你只需要封鎖所有你討厭的思想，和你喜歡的思想愉快共處就好。」

他的解釋讓整件事太過顯然，顯然到令我難以置信，彷彿我早已知道這個道理，只是不知為何忘了應用在生活裡。我問：「那麼，那些有建設性的想法呢？解決問題需要的創意思考呢？」

老師答道：「我的意思不是所有的思考都不好。為了生存，我們當然必須要有能力思考，這是我們的本能，就像道路是鋪給車子走的，大腦的存在是為了思考與感覺，所以千萬別誤以為，所有思緒都是不好的，不是不好，我們只是需要懂得如何與它們相處。你必須自問的是，在你的思考中，有多少是有益、有建設性的，有多少是無益的？只有你自己知道答案。我想，你大老遠來見我，你的思考可能有時會為

你帶來問題，其中一些也許不是很有益吧？」

　　他說得沒錯，我有很多想法是完全沒幫助、無益的。接著，他有點不以為然地說：「如果你擔心喪失那些創意思考，你覺得它們打從一開始是哪裡來的？那些靈感源自冷靜、理性的思考嗎？還是源自一顆寬闊、平靜的心？如果你的腦袋時時刻刻都在忙碌，沒有空間讓這些思緒成形，藉由訓練你的心智，你其實是在讓心智騰出更多空間，讓這些創意思考得以成形。重點是，別成為心智的奴隸，若你想要指揮心智、好好善用你的心智，當然很好。但若你的心智總是非常渙散，沒有方向、不穩定，又有何用？」

　　我謝過老師撥冗開示，回到我的房間，仔細思考我們的談話，似乎句句都是箴言至理。這席話對我來說，是完全不同的冥想入門途徑，我想對你而言或許也是。在那次簡短的談話中，我學到寶貴的一課是：專注進行靜坐冥想，並不是要設法制止思想、控制心智，而是一種放棄控制、後退一步，學習如何以消極被動的方式去聚焦注意力，讓心智停留在自然覺察狀態的過程。我的老師闡釋這是一種技巧、一門藝術，要了解如何後退一步，不再繼續被吸入無益且往往導致壓力的無盡思考中。我學到思想是自主的，無論我們再怎麼費力，也無法阻止它們浮現。

　　接下來幾週，我變得更熱中於靜坐冥想。這個新的入門方法猶如天啟，我首次嘗試就有很不同的體驗。當然，我有

時會忘記，不知不覺回到舊習慣，但是這些新觀念逐漸開始扎根。就像老師說的，我的心智有時會繼續忙碌，但其他時候則是變得非常平靜，彷彿路上的車流量少到我可以更清楚看到每一輛車子的樣貌，不僅如此，現在這些車輛之間的間隔變得更大，有時甚至完全沒有車輛經過。我才終於理解我先前學習冥想時體驗到的困惑，我以前聽到「空」的境界，一直以為那是必須努力去做才能達到的，但其實是什麼都別做才會出現。後退一步，讓心智放鬆，你才能獲得真正的頂空。

藍天

那麼，你如何在「不做什麼」的同時，進行一種「做點什麼」的修練？儘管獲得了前面那些開示，我仍然不時困惑於這個概念。坐在路邊一會兒，這沒問題，但過沒多久，我就開始變得不耐煩，想要獲得更多進展。你或許難以相信，平靜感竟然不足以讓我滿足，但這就是事實，我想要更多，我想要獲得更多洞察。雖然我的思緒已經開始安分下來，我還是有很多尋常的情緒問題，不論是沮喪、憂慮或懷疑，這些情緒似乎一再損及我的冥想體驗。此外，我也難以相信如此消極、被動的方法，真的能夠產生任何持久的改變。

在僧院體驗平靜感是一回事，在混亂的日常生活中想要這麼做，又是很不同的另一回事。過了好幾個月，我才有機

會在僧院中再次見到這位資深老師，我一見到他便請益，問他能否幫助我化解這個對我而言變得愈來愈大的障礙。

師父說：「想像清澄的藍天，感覺很好吧？看到這樣的藍天，很難心情不好，」他暫停了一下，彷彿在感受這幅想像帶給心智的空間。「現在，想像你的心智就像這片藍天，我說的不是各種思緒、疑惑、煩惱喔，」他輕笑解釋道：「我說的是心智的本質，自然的狀態。」我花了點時間思考，想像一片清澄藍天是一回事，但想像它代表我的心智，那是相當不同的另一回事。我當時的心智完全談不上清澄，充滿了各種思想和混亂的情緒。老師說：「別管這是不是你此刻的感覺，就想像一下你的心智是一片藍天。其實，你可以回想上次感到很快樂、放鬆的時刻，這樣就不會那麼難以想像。」他說得沒錯，當我想起人生中某個快樂時刻，這件事就變得很容易，你現在不妨就試試看。

「好，」他說：「現在，想像很陰暗的一天，完全沒有藍天，只有大片厚重的黑雲，」他一個字一個字緩慢地說，彷彿在強調黑雲的厚度。「你有什麼感覺？」他問，仍然面帶微笑：「感覺不大好，對吧？然後，想像那些黑雲是你腦海中的思緒，有時候，它們是蓬鬆的白雲，十分悅人，其他時候，它們則是顯得深暗陰沉。雲的顏色，反映的是你當時的感覺或情緒。」沒錯，當我腦海中有很多悅人的思想在奔騰時，它們就像蓬鬆的白雲，這樣忙碌的心智並不會令我感到

那麼煩擾，除非我試圖去深思，那我有時就會開始感到煩擾。但是，當我的腦海中奔騰的是困難的思想時，它們就是厚重的黑雲，我就會開始感到很不舒服。

　　不過，真正引起我共鳴的是他接下來說的話，我希望這番話也將長留在你的心中。「為了來到這裡，你一定搭了飛機，對吧？」他問，顯然知道這個問題的答案。我點了點頭。「你搭機那天是陰天嗎？」「英國向來是陰天，」我微笑回答。「喔，那你一定知道，」他說：「飛機升空穿過雲層之後，另一頭就沒有雲了，只剩下藍天。縱使在看起來似乎只有大片厚重黑雲時，藍天仍然一直存在著。」我經常搭飛機，他說的沒錯。「所以，」他聳聳肩繼續說道：「天空永遠是藍的。」說完之後，他咯咯輕笑，彷彿這句話說明了我所需要知道的一切，在某種意義上來說，沒錯。

　　我回到房裡，思索剛才那番話的含義。我懂這個概念：天空永遠是藍的，雲是我們的思想，當心智非常忙碌於這些思想時，藍天就暫時被遮蔽。以我的情況來說，我的心智一直太忙於思想，而且這種情況持續了太久，致使我幾乎忘了藍天的模樣。但那些話的含義不止於此，心智的本質就像藍天，不論我們感覺如何都是不變的。當我們心情不好時，或是因為某個原因感到難受時，雲層就會變得更明顯，更令人煩擾、分心，整片天空可能就只有一個思想，但似乎需索了我們每一分的注意力。

　　這一課對我而言太重要了（希望對你而言也是），我以前總以為我必須設法創造藍天，我以為為了體驗到頂空，我必須創造點什麼。但真相是，我們不需要創造什麼，藍天是頂空，一直都在。這全然改變了我的想法，靜坐冥想不再是試圖創造一種人為的心智狀態，我以前一直想像，頂空應該是一種人為創造的心智狀態。而且，冥想也不是試圖遏制所有雲的變化，比較像是在院子裡擺張躺椅，觀看雲朵飄過，有時藍天會在雲朵間露個臉，若我能有耐心坐在那裡，別太專注雲朵，更大片的藍天將會開始出現，彷彿不需要任何幫助，它就會自動發生。如此觀雲，帶給我全新的視角，那是我在先前的冥想中沒有體驗過的一種空間感，還讓我有信心地坐著，靜心於自然狀態，不再嘗試做點什麼，就只是安然存在。

　　聽我講述這些，好像很不錯，但若你沒有親自體驗，或許意義就沒有那麼大。請試著想像，若你的心智有那種自由與空間，會是什麼模樣與感覺？想像那與大腦的思想數量或強度無關，最重要的是，想像你的心智總是有一塊平靜、清澄的心田，不論生活中發生什麼事，你總是能夠回到那裡，你在那裡感到平和、放鬆。

練習 3：身體的感覺

請你再次把書放下幾分鐘，嘗試這個簡單的小練習，我們重返「與任何思想或感覺和平共處」的概念。在上一個小練習中，你聚焦於聲音或看的物體，這次請嘗試聚焦於你身體的感覺，可能是你靠坐在椅子上的感覺，或是腳底觸地的感覺，或是手放在書本上的感覺。

　　像這樣聚焦於身體觸覺，好處是感覺很實在，但你很可能還是會發現，你的心智到處漫遊，東想西想。若你的確體驗到你的心智很忙碌，或是體驗到某種強烈的情緒，請記起藍天的概念——在所有的思想和感覺下，可能存在著一個平靜、廣闊且清澄的地方。每當你發覺你的心智開始漫遊、分心時，只需要輕鬆地把注意力轉回到身體的感覺上即可。

野馬

　　過了一段時日，我居住在一座遠遠更為忙碌的僧院，這座僧院照顧當地社區的需求，接待了很多訪客。我們每天仍然要按照規定，做很多小時的冥想，但這座僧院更側重在每

天的生活中練習覺察，也就是練習正念。因為先前有充分的
時間，可以無縫地從一段冥想課移到下一段冥想課，我已經
習慣在坐定之後，心智快速沉澱下來。但現在，冥想課往往
夾在其他活動之間，例如園藝、烹飪、清掃、文書工作等，
這通常要和其他人一起工作、交談和討論事情，其中一些談
話是修道性質，至於其他談話……嗯，該怎麼說呢？就不是
那麼修道性質。我很快就發現，這種互動導致後面的冥想課
很不同，我不再能夠像之前那樣，在坐定之後，心智很快就
能夠沉澱下來，反而仍然相當忙碌。

　　於是，我又回到我的舊習慣，試圖控管我的心智（絕對
別低估這種習慣的力量），若我的心智沒能在五分鐘內沉澱
下來，我就會開始抗拒腦海中的那些思想。但是，一開始抗
拒它們，反而導致我創造出更多思想，這令我慌亂了起來，
結果又創造出更多思想！

　　還好我夠幸運，在這座僧院又遇上一位經驗很豐富的老
師，於是我去尋求他的指示。這位老師以親切、幽默的教學
風格聞名，很少直接回答問題，經常用一個問題來回答另一
個問題。當他回答問題時，幾乎總是使用說故事的形式，跟
先前那位老師一樣，而且他似乎有說不完的故事。我向他說
明我遭遇到的困難，他坐著傾聽，不時徐緩點頭。

　　他問我：「你看過馴服野馬的情形嗎？」我搖搖頭，這
跟我的困難有啥關係？他似乎有點失望，我想，生長於西藏

大草原的生活，應該不同於在英國小村莊成長的生活吧！他繼續談論這些野馬，他說很難捕捉到牠們，想要馴服牠們就更難了。「現在，想像你抓住一匹野馬，試圖把牠關在一處。」我想像自己站在這匹野馬旁，用韁繩緊緊套住牠。「不可能！」他脫口而出：「沒有人能夠控制住一匹野馬，牠太強悍了。就算你和朋友合力，也沒辦法把牠制止於一處，不能用這種方式來馴服野馬。」

「當你捕捉到野馬時，切記牠們習慣自由奔跑，不習慣長時間站定不動，或是被迫違背意志，靜靜關在一處，」我開始領會他可能要說的。「當你坐下來開始冥想時，你的心智就像這匹野馬，你不能因為你像雕像般靜坐冥想，就期望你的心智會突然靜止於一地。當你帶著這匹野馬——這狂野的心智——坐定時，你必須給它很多空間，別試圖馬上聚焦於冥想，給你的心智一些時間，讓它稍微放鬆一下。急什麼呢？」

師父說得沒錯，我總是急於進行冥想，心想著下一刻比這一刻更重要，努力進入一種心智狀態，但其實我並不完全清楚我到底試圖達到什麼狀態。他建議：「用這些馴服野馬的方式，來對待你的心智。想像你站在非常廣闊的原野上，手裡頭抓住一條很長的鬆繩，繩子那頭繫住了這匹野馬，但牠仍然保有寬廣的空間，因此並未覺得自己被套住或被箝制住。」我想像這匹馬自由自在地在原野上奔跑，我站在那裡

注視著牠，手上鬆弛地握住繩子的一端。

「現在，你的一隻手抓住繩子，另一隻手輕輕地把繩子稍微拉近一點，別拉太多，一點點就好。」他用拇指和食指，比出大約半公分的長度，強調他說的一點點。「若你的動作做得夠輕微，這匹野馬不會注意到有什麼差別，還是會覺得牠擁有這世上所有的空間。請你繼續同樣的動作，徐緩地把這匹馬拉近，眼睛繼續看著牠，給牠足夠的空間，讓牠能夠感到放鬆，不要太緊張。」

這非常有道理，光是想像這個過程，就讓我感覺放鬆多了。老師說：「所以，當你坐定之後，發現你的心智非常忙碌時，你就這麼做。慢慢來，輕輕地，給它需要的空間，讓那匹野馬來到一個自然的歇息處，一個可以讓牠感覺快樂、信任、放鬆停留的地方。有時候，牠起初可能會有點掙扎，那沒關係，你就把繩子稍微放鬆一點，再輕輕重複徐緩收繩的過程。用這種方式靜坐冥想，你的心智就會很快樂。」記住這個簡單的小故事，將對你的冥想很有幫助。

冥想與情緒

翻轉

獲得這項有益的指示之後，過沒多久，我的心智就開始

安定下來，雖然有時仍然忙亂，但我逐漸變得對觀看各種流動的思緒非常自在。各種不時浮現的思緒，變得更容易應付了，我牢記「道路」和「藍天」的比喻。但是，當強烈的情緒浮現時，或者當我開始覺得身體不適時，我就開始無法安坐。我發現，公正看待各種情緒狀態幾乎是不可能的，當我感到快樂、欣喜若狂時，就會盡可能維持那種感覺，但是當不愉快的感覺出現時，便忍不住排斥它們。已經數不清有多少次，我被告知這種抗拒是無效的，只會導致情況更加惡化，但我就是忍不住去抗拒。

　　這種情況持續了好一段時間，我把它視為一種和自尊心的英勇戰鬥，我非常頑固，拒絕退讓。那時，我還未覺悟到，我打的這場仗，其實是在對抗自己。最後，我不得不承認，我根本徒勞無功，於是我再度找上我的老師。當我向他說明這些情況時，他不停點頭，彷彿已經聽過這種情況上百次了。他說：「大家都一樣，被自己喜歡的東西吸引，然後變得依戀這些東西，不願意捨棄。問題是，我們愈是追逐，它們似乎就離我們愈遠。我們愈是試圖緊緊抓住這些快樂的感覺，就變得更害怕失去它們。」

　　的確，在我的冥想練習中，這甚至有點變成了一種障礙，因為我每體驗到一次我認為有正面感覺的冥想，之後就會提高期望。下一次在做冥想時，我不是坐著專注於當下，而是試圖再創造一次之前的那種體驗。老師說：「試圖抓住

我們喜歡的東西時，我們也忙於擺脫所有令我們感到不愉快的東西，不管是試圖擺脫諸多思緒、難過的情緒或身體的痛感，全都一樣，都是抗拒。只要存在著抗拒，就沒有空間去接受；只要我們不接受，就無法擁有平靜的心。」

　　這麼闡釋，聽起來就很有道理了，不是嗎？「快樂就只是快樂，沒什麼大不了的，來來去去。悲傷就只是悲傷，也沒什麼大不了的，同樣來來去去。若你能夠停止總是想要體驗快樂事物的欲望，停止對體驗到不快樂事物的恐懼，你就能夠獲得平靜的心。」

　　我聽他解釋時，忍不住想：好像少了點什麼？沒錯，「放下依戀」、「放下抗拒」，但是要怎麼做到呢？老師說：「很簡單，更留意一點就行了。」這似乎就是一切的答案，雖然我可以看出，隨著我的覺察能力提高，我的視角正在改變中，但是我覺得好像改變得不夠快。我把這樣的想法告訴老師，他大笑說：「啊，我想，你說的是缺乏耐心。」我聳聳肩，點頭說道：「我只是想知道如何應付這些東西，直到我的覺察能力變得更強一點，是不是還有別的技巧能夠幫上忙？」我抱著希望詢問，他似乎研究了我一下才回答：「我要你繼續聚焦在呼吸上，只要練習如何讓你的心智落定於自然狀態。不過，你可以加個東西，或許會有幫助。」我期待著他的解釋，你或許也會想在靜坐冥想時試試看。

　　老師說：「當你在靜坐冥想體驗到愉快的感覺時，請想

像你和其他人分享那些感覺。無論你體驗到的是心靜、身體放鬆，或是一種舒服、自在的愉悅感，請想像你把這些感覺分享出去，和你的親友、你關愛的人分享。然後，不要想太多，聚焦在你的呼吸上，計算你的吐納。如果你覺察自己坐在那裡感覺很好，就繼續這種與他人分享的態度。」雖然我不了解這對我有什麼幫助，但是聽起來沒什麼害處，而且立意良善。

　　「接下來這個，挑戰性可能就稍微高了一點，」老師露出大大的微笑說：「當你在靜坐冥想時體驗到不適時，不論是察覺到你的心智忙個不停，或是身體緊繃，或是某種難過的情緒，我要你想像這是你關愛的人的不舒服，彷彿你在做出非常慷慨的行為，坐在那裡代替他們承受這些不舒服，讓他們免於這些不適。」

　　聽起來很怪異，這麼做能夠幫上什麼忙呢？我為何要把好的感覺分出去給別人，但想像自己代替別人承受不舒服呢？老師說：「放輕鬆一點，這只是想像，又不是真的發生。但是，你認真想一想，這其實是一種很巧妙處理心智的方法。當我們努力抓住愉快的心智狀態時，就會造成緊張；藉著想像你把那些感覺分享出去，你就能擺脫那些緊張，同時變得不那麼主觀評斷。」好，很有道理，但另一部分呢？

　　「每當有不愉快的感覺時，我們總是試圖擺脫它們，對吧？這也會造成我們緊張，把它們想成是我們關愛的人所感

受到的不適，我們在代替他們承受，這樣就比較不會抗拒，不抗拒就不會造成緊張。」我想了想，這其實頗有道理的，聽起來像反向心理學，詳盡一點的版本。我想，有趣的一點是，這種方法同時訓練我們的心智變得更有利他精神。

我把老師的指點化為實踐。我沒有改變我的練習，這些指點比較像是提醒，要我記得保持別對靜坐冥想的體驗抱持過度主觀評斷的態度。儘管我存有懷疑，但是老師說得沒錯，當我抱持著分享快樂感覺的態度時，那些快樂的感覺似乎持續得比較久，冥想也變得更有樂趣。我很難說出到底是哪裡改變了，但我推想，它變得有點不那麼自私了。

另一個層面同樣有效，我不能說當我使用這個方法時，不愉快的情緒或緊張感立刻消失了，但這個方法是意圖設法以更高的信心與接受度，和那些不愉快的感覺一同靜坐。的確，藉由想像我在做對他人有益的事，代替他們承受這些不愉快的感覺，一切似乎變得容易多了。這種入門技巧明顯增加我了解心智所有層面的能力和意願，之前我只想要獲得愉快的感覺，總是畏懼不愉快的感覺，但是這項入門技巧改變了一切，就像看到並了解我以前從未看到的心智的一部分──我當然從未看見，因為我一直都忙著逃離呀。

練習4：聚焦於快樂或不快樂的感覺

現在就請你試試看，看你有什麼樣的感覺。請你再次把書放下幾分鐘，輕輕閉上你的雙眼，聚焦在你的身體感覺。但不像上一個小練習那樣使用中立的感覺，在這次的小練習中，請你聚焦於身體一個愉快感覺或不愉快的感覺，例如，你可能會感覺到你的手腳很輕鬆，或是感覺到肩膀有點緊繃。

通常，你大概會試圖抗拒不舒服的感覺，緊抓住舒服的感覺，但是當你翻轉過來，應用「與他人分享愉快的感覺」，和「靜坐代替他人承受難過感覺」的原則時，情況如何？這麼做，是否改變了你的體驗？

被壓抑的，必定浮現

我回顧我當僧侶的原因時，無法明確指出我開始感覺不快樂的時間點，但有一連串的事件無疑快把我逼瘋了。我十八、九歲時，我媽再婚，和我的繼父生了一女一子。沒幾年，我的繼妹瓊安騎著腳踏車，不幸被一位無法保持清醒的

男人所駕駛的廂型車輾斃。這件事對我們家的衝擊難以形容，我沒有好好消化悲傷的情緒，在無法、也不願意面對我周遭的悲傷之下，我乾脆往前走。我離開了，彷彿這樣就能使我擺脫悲痛的感覺，雖然悲痛並未因此消失，但至少讓我活在忽視中稍微久一點。

幾個月之後，我聽聞我一位前女友在動心臟手術時死了。我記得，一聽到這個消息時，我幾乎置之不理，彷彿不在乎似的。我以為，成長為一個男人，就是能夠不帶感情地處理事情。由於無法妥善處理情緒，我做了我唯一知道該如何做的事情：把它壓進心裡。

俗話說：「壞事連三」，果不其然，第三樁來到。我和一群朋友參加了一場耶誕派對，午夜過後，我們大夥離開時都喝了酒，大家都很快樂，站著相互擁抱道別，彼此祝福耶誕快樂。我和幾個朋友漫步在街上，我聽到一輛車從斜坡開下來的聲音，我還記得當時看了看，納悶那輛車為何沒有開燈。結果，那輛車的速度愈來愈快，開到斜坡半路時，駕駛失控，驚險擦過我們三人，直接開上人行道，衝向我們那一群朋友（後來，駕駛被發現酒測值超標四倍多。）

那一幕真是慘不忍睹，整個過程似乎緩慢變成一連串的定格事件，好像攝影機拍著一個又一個鏡頭，第一個鏡頭是衝撞點，我朋友的身體像布偶般，被撞飛到空中，另一個鏡頭是一具倒在牆邊的身體。那晚有數人死亡，更多人身受重

傷，我的人生從未感受過如此無助的時刻。

　　不論是藉著恆毅力或意志力，或是害怕正視這些被壓抑的情緒之後可能引爆的情況，總之我很努力把這些事件發生後的情感壓抑下來好一段日子。但是，過了一年左右，它們便開始用其他方式冒了出來，影響我的世界。凡是被壓抑的情緒，必定會浮現；浮現出來的，也許是情緒本身，或是以某種方式影響我們的行為，有時甚至會影響到我們的身體健康。壓力相關健康瘓狀愈來愈普遍，被公認為我們無法應付壓力情況或環境造成的難受感覺的一種結果。

查明你的情緒源於何處

　　當我抵達僧院時，這些情緒已經浮現，有時感覺比較明顯，伴隨感覺而來的思想，讓我很清楚是怎麼一回事，但更多時候，就只是一種感覺出現。當我開始覺察到這些悲傷的情緒時，我感到有點委屈，這不是我來到這裡的目的，我來山上是為了尋求平和與寧靜的。有好一段時間，我繼續和這些感覺「作戰」，試圖忽視或抗拒它們；諷刺的是，這麼做的同時，我也試圖完全放下忽視與抗拒。由於無法控制這種感覺，我變得沮喪，心想一定是我的冥想沒有進展。我開始認為，或許我根本不適合做冥想，每當我坐下來冥想時，就變得愈來愈焦慮。

　　有一天，我覺得受夠了，便去拜見老師，解釋我在練習冥想時的情形。他很耐心傾聽，我滿心期望他傳授我專門應付難受情緒的祕訣，但是他問了我一個問題。

　　「有人可以令你笑，你喜歡嗎？」「當然，」我微笑回答。「有人令你哭呢？你喜歡嗎？」「不喜歡，」我搖頭回答。「好，」他繼續說：「假設我能教你如何不再感受到悲傷，你想學嗎？」我熱烈點頭：「當然。」「但唯一的條件是，你也會失去歡笑的能力，」說完之後，老師的表情突然變得很嚴肅，似乎讀懂了我的思想。「它們是一體兩面的，不能只要其中一個，就像銅板有兩面一樣。」我開始思考，「別想了！」老師笑著說：「不可能，就算你想要我教你怎麼做，我也不知道怎麼教，因為我根本不會。」

　　我問：「那我該怎麼辦？如果我無法擺脫一直悲傷的感覺，如何才能快樂得起來？」他整個人變得莊嚴起來：「你尋求的是不正確的快樂，真正的喜樂是不區分你從樂趣中獲得的快樂和你在出狀況時感覺到的悲傷。靜坐冥想不是為了尋找這種快樂，如果你想找到這種快樂，就去參加派對。我說的那種快樂是，不論出現什麼情緒，都能感到自在。」我回應：「但如果我覺得不快樂，如何能夠感到自在？」

　　「這麼想吧！這些感覺都是人類的一部分。或許，你認識的某些人比你更快樂一點，其他人比你更不快樂一點。」我點點頭，老師繼續說道：「有時，我們傾向特定的感覺，

有些人比較快樂，有些人比較不快樂，但藏在下面的才是重點，這兩種人都無法掌控自身的情感，快樂的人無法緊抓住快樂，不快樂的人無法推開不快樂。」雖然這不是我期望老師給我的啟示，但這些話至少很有道理。

「告訴我，現在最困擾你的情緒是什麼？」我回答：「主要是感到悲傷，這令我憂心我的冥想，然後因為我無法停止悲傷或憂慮，我就會感到惱怒。」他說：「好，暫時別管憂慮和惱怒，等一下再處理，更何況這些只是你對悲傷的反應。我們先來看悲傷這個原始情緒，它使你感覺如何？」我心想，答案不是很明顯嗎？「它使我感到悲傷啊！」老師說：「不，這是你的想法，你認為它給你這種感覺，但可能不是它實際的感覺。」

我堅持己見：「不，它真的令我感到悲傷。」他回答：「好，它在哪裡？」我有點糊塗了，問道：「什麼在哪裡？」老師說：「悲傷在哪裡？在你的心裡，或是在你的身體裡？」我回答：「到處都是。」「你確定？你試圖尋找過這種感覺，找找看它在哪裡嗎？」我一直深陷於思考悲傷，從未想過研究它，對於老師的詢問，我羞愧地搖頭。「好，」他說：「你的首要工作就是，幫我找到這些悲傷的感覺，找到了之後，我們再來討論。」這次的談話，顯然結束了。

接下來幾週，我花了很多時間尋找這些悲傷的感覺，雖然這些感覺似乎影響了我腦袋裡的思想，但我無法說這些悲

傷的感覺就是思想本身。再者，思想太無形、太難以捉摸了，我甚至無法確實覺察它們以任何形式持久存在於任何地方。當我想到一些事時，似乎會加深我的悲傷感，但這不是老師要我尋找的東西。於是，我開始在靜坐冥想時，檢視我的身體（用心智感受的方式檢視），上下掃描，試圖找到這個名為「悲傷」的東西。很虛幻，這是肯定的，但「身體感覺」這種東西，顯然有一定的特質，讓我有足夠的信心再去找老師，告訴他，悲傷這種情緒存在我的身體裡。

老師請我進入他的辦公室，咯咯笑著問道：「怎樣，你找到你在找的東西了嗎？」我回答：「呃，可以說是，也可以說沒有。我無法在我的心智、我的思想中找到悲傷，雖然悲傷的確似乎渲染、影響到我的思考。」他點點頭，我繼續說道：「我覺得我身體的某些部位，能夠感受到更強烈的悲傷，感覺比較具體一點。」他又點點頭，我繼續說道：「問題是，每當我以為已經找到時，它似乎又轉移到身體的其他部位。」

老師微笑，點頭認同說：「當一個東西持續這樣變動時，很難研究。你認為，這些悲傷存在哪裡呢？」「我想，大多都在這裡，」我指著自己的胸膛。他問：「還有別的地方嗎？」「喔，或許這裡也有一點，」我指著我的橫膈膜周圍。「耳朵呢？」他笑著問：「腳趾呢？你有沒有在這些部位，找到任何悲傷？」他顯然是在說笑，但他說的沒錯，我並未在我的耳朵和腳趾發現悲傷；事實上，我可能根本就疏

漏了，沒有檢視這些地方。「所以，你說，你的悲傷住在這附近，」他用手指向我的胸膛，繼續說：「但確切一點，到底是在哪裡？你必須更明確一點。還有，如果它真的住在那裡，多大？什麼形狀？你再多做一點研究，我們下次再談。」

就這樣，我再度回去調查悲傷的確切位置。這次，在觀察悲傷的感覺時，我注意到一點──悲傷的感覺強度似乎已經減弱了，我不確定這是否純屬巧合，但這是明確的變化。不論如何，我遵照指示，繼續尋找、研究悲傷，這滿難的，因為它似乎沒有任何明顯的形狀或大小。有時，它感覺起來相當廣闊，其他時候感覺則比較局限一點；有時，它感覺相當沉重，其他時候感覺則比較輕淡一些。

縱使在我以為我已經找到清楚、明確的感覺時，仍然很難找出它的中心點。一找到一個中心點，並且聚焦在這個中心點時，我又認知到，這個中心點必定也有它的中心點，因此感覺起來永無止境。不過，我無法忽視的一點是，情緒的強度持續消減。我現在很確定，藉由簡單的覺察去取代思想，已經使我產生變化。我懷疑，這是否只是個計謀？或許，老師根本知道我不可能找到什麼，我打算下次會面時問他。

我不知道我的模樣看起來是否有所不同了，但是當我打開老師辦公室的門時，他似乎看出我感覺起來沒那麼悲傷了。我說明發生的情形，他耐心傾聽。我暗示，這可能是個

計謀，目的是別讓我一直想著悲傷，他聽完哈哈大笑，在坐墊上笑得前俯後仰。他說：「很好笑的計謀，不，這不是計謀。你來到這裡時，我說冥想將教你更加覺察，我從未說過冥想能夠幫助你擺脫不愉快的情緒。但是，當你更加覺察時，就沒有什麼空間能讓這些不愉快的情緒運作。如果你一直想，當然就給它們很多空間，讓它們得以持續活躍；你不去想，它們往往就會失去動能。」

我說：「所以，這是計謀！」他大聲說：「這絕對不是計謀！」然後問：「你找到你在尋找的悲傷了嗎？」我回答：「呃，沒有，不算找到了。」他面露微笑說：「這就對啦。我不是說這些感覺的確存在或不存在，但你已經發現，當你仔細研究這些情緒時，其實很難找到它們。當你發現自己對一種情緒有強烈的反應時，請務必記得這點。你最初來找我時，說你不僅感到悲傷，也感到沮喪，憂心你的冥想修練，但這些情緒其實不過是你對原始情緒的反應，讓整個情況變得更糟。現在呢？當你只是留意觀察悲傷，你感覺到惱怒或憂慮嗎？」我搖頭回答，他是對的，我並未體驗到任何憤怒或憂慮，有時我會因為無法找到我要找的東西而感到沮喪，但絕對不會擔心；事實上，我開始再度期待進行冥想練習，甚至有幾次因為無法找到這個我以為導致這麼多苦惱的東西而笑出來。

老師看到我搖頭便說：「這就對啦！」他臉上的微笑更

大了：「如果你連情緒在哪裡都找不到，你又何必擁有如此強烈的反應呢？要抗拒一個東西，你總得對這個東西有點概念吧！我們對一種感覺所抱持的『概念』，往往只是一個概念，只要稍微仔細檢視，就能夠了解這個概念其實並不是我們以為的那樣。這麼一來，就會變得難以抗拒，不抗拒，就會接受這些情緒。」

　　我不會說這個過程快或容易，當然它也沒有使我不再感覺到不愉快的情緒，但是教會了我幾課。最重要的一課是，情緒本身往往不是問題，導致問題的是我們對情緒反應的方式。例如，我感到憤怒，便用更大的怒氣回應，結果火上加油，使得憤怒之火燒得更旺。或者，我感到憂慮，結果因為擔心憂慮而更加憂慮。學會後退一步，獲得一些視角（如果沒有冥想，我無法做到），我就能夠看到原始的情緒。覺察這些情緒，就好像讓它們曝露在陽光下片刻，獲得注意，然後它們就更願意離開了。當不愉快的情緒出現時，我們太常封閉自我，不想感覺到這些負面的情緒，不想和它們共處，但這樣的反應方式只會給這些情緒更高的重要感。

　　學習讓各種情緒來來去去，再加上覺察與透視感，不論感覺有多麼難過，縱使情緒很強烈，你總是知道一切都會過去。我學到的另一課是，我們對一個東西的概念或想法，可能跟事實很不同。我以為我感覺很悲傷，但是當我試圖尋找悲傷的位置時，我只能找到這些不斷變化的思想和身體感

覺。我努力尋找任何持久的情緒，但只找到被情緒影響的思想和身體感覺。

短暫的情緒

我們經常未能覺察到自己的感覺，當它們強烈失控時（不論是很愉快或很難過的感覺），我們當然就會注意到，但其餘時候，它們就好像存在於背景中，默默影響我們的生活觀。情緒的變化速度——從一種情緒變成另一種情緒——也可能導致我們無法妥善加以區分、界定。不妨回想一下，你上次感到快樂時的情景，你還記得快樂是從何時開始的嗎？花個一分鐘的時間想想，看你能不能明確指出快樂的情緒從哪一刻開始、在哪一刻結束？憤怒呢？你還記得你上次什麼時候感到憤怒的嗎？你也許還記得令你憤怒的情況或原因，但你還記得憤怒的感覺從什麼時候開始、在什麼時候結束的嗎？什麼因素導致那些情緒突然消失了？是因為情緒都發洩完了？還是有更重要的事物，吸引了你的注意力？或是，你原本的情緒，只是被另一種情緒取代了？

情緒對我們的日常生活體驗擁有極大的影響性，但我們對情緒的了解卻非常少。神經科學家能夠非常正確地說明生理運作的情形，行為科學家能夠解讀這些資料，對我們為何會這樣或那樣感覺，提出合理的解釋。儘管這些資訊相當有

趣、也很有幫助,但能夠改變你的感覺嗎?更重要的是,能夠改變你對你的感覺的反應方式嗎?我知道自己不該經常生氣,因為憤怒會釋出有害的化學物質到我的身體裡,導致我的血壓升高,但知道這件事並無法阻止我生氣。同理,我知道應該放鬆一點、不要太過憂慮,這樣能夠減少壓力,但如果我已經憂慮到快瘋了,知道這件事對我同樣也沒有什麼幫助。有時,在智識上知道一件事,和日常生活的實際情緒體驗,兩者間有明顯落差,判若鴻溝。

就像我的老師問我,想不想學會過沒有情緒的生活(沒有壞情緒,也沒有好情緒),你真的能說自己想過無情緒的生活嗎?感覺是生活體驗的基本成分,當我們被一種難過的情緒淹沒時,感覺自己無能為力,當然希望能夠擺脫這些痛苦的情緒,但其實情緒都是短暫的。

人們開始學習靜坐冥想時,往往試圖擺脫情緒,或是害怕冥想可能把他們變成某種中性的人,沒有任何情緒感覺。我們已在前文中看過,根本不會這樣。

情緒是面濾鏡

情緒影響我們對人、各種情況,以及生活環境的認知,影響我們和人、各種情況,以及生活環境的關係,因此情緒是「我們」和「世界」之間的濾鏡。

當我們感到憤怒時,世界在我們的眼中可能很險惡,我

們把情況視為阻礙，把其他人視為敵人。但是，當我們感到快樂時，世界在我們的眼中可能就是個相當友善的地方，我們把相同的情況視為機會，把相同的人視為朋友。其實，我們周遭的世界並未改變那麼多，但情緒卻使我們對這個世界的感受截然不同。

當我想到「情緒是面濾鏡」的概念時，我就想起我假日時喜歡去的一個地方，那是個粗曠、樸實的地方，靠近海邊，大自然的力量很強，天氣多變。每次去那裡，我總是喜歡坐在某張椅子上，從那張椅子上，我可以眺望聳立在村落旁的巨大峭壁，還有海灘和一望無際的海洋。天氣晴朗時，那座峭壁看起來很壯觀，顏色深紅，給人雄偉壯麗的感覺，縱使從遠處眺望，都能夠看到每一個小細節。

在晴朗的天氣下，那座峭壁令人驚嘆敬畏。但是，當天氣稍微變得陰鬱一點時，那座峭壁的景象整天不時變化，有時顯得陰沉，在雲影的籠罩下，呈現近乎無光澤的褐色，其他時候看起來則是硫磺色，若雲層相當深厚，看起來就是墨綠色。有時候，在暴風雨天，那座峭壁彷彿完全變了樣，看起來幾乎是黑色，山脊頂的尖角仿若劈向天空。在這種天氣下，那座峭壁看起來令人覺得壓迫感很重，甚至有點陰森險惡的感覺。其實，峭壁本身根本沒有改變，只不過是上方飄過的雲朵創造出來的假象。同理，情緒這面濾鏡，創造了世界在我們眼中的假象。

關於情緒，還有一點值得討論，也就是區別短暫情緒（例如短暫的快樂或悲傷感），和比較根深蒂固的習慣性情緒（例如習慣性的快樂或悲傷感）兩者的差異。在冥想領域，有時使用「特質」（traits）和「狀態」（states）這兩個名詞，來討論兩者的區別。

特質

「特質」是描繪一個人的性格的情緒，例如「爽朗的艾美」，或是「憂鬱的馬克」。這些特質可能反映出一個人的教養、社會薰陶，以及一路以來遭遇過的各種體驗，猶如基因密碼的一部分，令人感覺好像一個人的本性，所以很多人並未察覺到自己的特質。

請你花點時間想想，你可能有哪些特質？你的人生觀是什麼？你覺得人生順利，還是困難重重？你覺得生活令人愉悅，還是比較像是件苦差事？靜坐冥想的成效，並不取決於哪種人生觀，雖然你可能會覺得前者的生活方式明顯比較愉快。那麼，你的朋友、家人和同事呢？我相信，你周圍一定有抱持著兩種相反人生觀的人。

光譜的一端是那些幾乎凡事都能做出負面、悲觀詮釋的人，包括中樂透、談戀愛、工作升遷等，他們都能有負面看法，有時甚至會變得非常憤怒，對生活時有怨言，經常大發牢騷。光譜的另一端則是那些非常樂觀、爽朗的人，樂觀到

令你不禁懷疑：「這個人是認真的嗎？」當然，他們有時可能不是那麼「認真」，但有些人無疑天性樂觀，比較容易滿足。這些比較常固定出現的情緒，可比作一個人的性格特質。

狀態

「狀態」指的是日常生活中來來去去的那些短暫情緒，也許有人對你說了聽起來不怎麼令人愉快的話，或是你的小孩剛學會走路，或是你收到一個壞消息，這些事情可能引發某種情緒，這些情緒來了、又消退了，讓你的生活充滿「起起伏伏」。舉例來說，你可能在開車途中，對另一個駕駛感到惱怒，但下一刻電台播出的內容引起你的注意，令你哈哈大笑，就把先前的憤怒給忘了。或者，可能是比較嚴重的情形，例如在你失去工作之後，陷入了一段長時間的憂鬱，持續了好久，感覺才退。

不論是哪種情況，情緒來來去去，顯示它們是暫時的「狀態」，不是性格「特質」。有時，某種情緒狀態可能變得太深、持續太久，感覺起來開始像性格特質，彷彿這些情緒強烈到令人無法擺脫了。在這種情況下，情緒甚至可能開始定義我們是怎樣的人，像憂鬱症就是一個很好的例子。所以，「特質」和「狀態」有時好像分不清，但了解兩者的差別是有益的。

頂空與情緒

這麼多年來，我試過多種不同的靜坐冥想技巧，還是覺得最清楚、簡單、易於理解和做到的情緒處理方法，就是先前討論過的思想處理方法，畢竟思想和感覺是很難分開的。你的思想左右你的感覺嗎？還是你的感覺左右你的思想？正念是願意停留在自然的覺察狀態，不試圖評斷任何浮現的情緒，既不對抗感覺，也不被感覺牽著鼻子走。靜坐冥想則是提供了練習覺察這些情緒的最佳狀態，而頂空就是使用這個方法產生的結果。頂空不代表你擺脫了這些情緒，而是能夠放鬆地和你當下的情緒自在共處。

我們常將思想定義成「好思想」或「壞思想」，也常這樣對待、處理情緒。很多人聽到我這麼說的反應是：「什麼鬼？你怎麼能告訴我，憤怒並不是『壞』事呢？我剛才對某個人大叫，你說那不是『壞』事？感覺糟透了，當我憤怒時，我感覺快爆炸了！憤怒有什麼『好』的？」憤怒引發的後果當然很不同，練習節制很重要，但是在接下來的練習中，比較有益的做法是採取開放的心態，對情緒的本質保持好奇和興趣，不是根據你以往的經驗，對這些情緒貼上「好」或「壞」的標籤，否則我們就會持續以往的心態，一直追求「正面」情緒，試圖擺脫所有「負面」情緒。這件事只有你自己才能研判效果，知道這個方法對你是否管用。

　　接下來，我們進入「溫和的好奇」（gentle curiosity）這個概念，請你注意觀察當情緒來來去去時，你的身心發生什麼變化。切記，這麼做的目的是要獲得頂空——不論當下什麼情緒，你都能夠自在以對。這意味的是，坐在路邊，觀看各種思緒流過，不要因為看起來很誘人，就被捲入其中，也不要因為看起來很嚇人，就想逃離。這項技巧不是試圖阻止情緒發生，跟思想一樣，情緒是自然產生的，重點在我們如何處理這些情緒、如何反應。

　　透過靜坐冥想來處理情緒時，我們不需要對情緒賦予更大的重要性，畢竟它們已經引起足夠的注意了。我們必須找到方法，更有技巧地和它們自在共處。我們必須找到方法覺察自己的情緒，體驗這些情緒，承認它們，對它們處之泰然，別任由它們擺布，而正念和靜坐冥想教我們做到這件事的最佳方法。

　　理智上，我們可以學會賞識所謂負面情緒的價值。我常聽到人們說，如果不是因為人生中某段艱辛時期，後來絕對不可能做到今日達成的事，所以就算可以回到過去，他們也不會想改變那段艱辛的歷程。隨著時間過去，眼界愈變愈大，我們對情緒的體驗，可能產生很不同的看法。

　　人生充滿了各種變化，當壞事發生時，你應該告訴自己，你有辦法、也有能力應付，這樣的心態是有益的。當然，這不是說，這麼一來，你就不會體驗到難過的感覺，因

為毫無疑問地，你會。但是，學會用這種方式來看待這些感覺，將使你更快、更容易放下。

練習 5：覺察你的感覺

我們對於認清自己的感覺並非總是在行，通常是因為我們被手上正在做的事情，或是腦裡正在想的事情分散注意力。當你開始靜坐冥想時，必定會開始變得更加覺察你自己的感覺，包含感覺的種類、感覺的強度、某些情緒的頑固性，以及其他情緒的短暫性等。好比說，你現在感覺如何？

把書放下幾分鐘，閉上雙眼，注意你身體的感覺。這有助於提示你，你目前的內在情緒如何？你現在感覺身體沉重或放鬆？你的身體十分平靜或坐立難安？你覺得受到限制或很寬廣？先別急著下判斷，應用「溫和的好奇」的概念，花 20~30 秒回答每一個問題。

你呼吸的感覺如何？快或慢，深或淺？別試圖改變，只要花點時間注意一下你的感覺。在這個小練習結束時，你可能已經對你的情緒感覺有了更好的了解，如果沒有的話也別擔心，一開始這樣很正常，只要多加練習，就會變得更明顯。

温和的好奇

　　我初次聽到「靜坐冥想只不過是日常心智的快照」時，難以相信這個概念。在此之前，我從未以這麼高的覺察度感受心智，因此從未如此看待。一方面，我對它有熟悉感；另一方面，它和我預期的又有所不同。就算你只做了我在前面教的幾個簡單的小練習，或許你此時也有這種感覺。我們對新鮮、無預期的事物的反應，明顯與對熟悉事物的反應不同，有些人可能會覺得興奮、驚奇，其他人則是感到焦慮、不安，在觀看自己的心智時也是如此。

　　剛開始時，我一貫的態度是熱切前進，對途中發生的情形不怎麼感興趣，只想體驗靜坐冥想的最終成果——證悟。我想，這也可以說是「證悟」或「失敗」的態度，我總是聚焦於一個未來的目標，不是停駐在當下、專注於當下，享受生命提供的一切。這是靜坐冥想常犯的錯誤，只想一股勁兒尋求某種體驗，想要獲得某種進步跡象或修練成果，但如果太過急切，總是很難獲得平靜的心或深刻洞察。

　　在靜坐冥想的修練上，目標和過程是一樣的。我靜坐冥想的方法，大概就像開車渡假一樣，沿路都不停留任何地方，連夜開車，連暫停休息一下也沒有，大白天的也不看看窗外的風景，根本就違背原始目的！

　　你採用的方法的特點，反映了你的教養和性格。也許有

些特點，你可能喜歡，覺得有益；其他特點你覺得不自在，而且明顯沒幫助。如果你能在靜坐冥想時，挹注真正的興趣與好奇，那些特點其實並不重要，因為它們變成靜坐冥想的一部分，是你必須留心觀察的一部分。我的一位老師稱這項技巧為「溫和的好奇」（前面的段落已經先介紹過），當你在靜坐冥想時，可以使用這項技巧，你會發現你的心智感覺十分開闊。

　　舉例來說，你可能跟我剛學靜坐冥想時一樣，以為自己觀察過一次呼吸，就已經觀察過自己的呼吸了。如果你用這種態度對待接下來的每一次呼吸，想必很快就會失去興趣。但如果你花時間稍微仔細觀察一下，就會注意到每一次的呼吸，其實都是相當獨特不同的。同樣地，觀察每一個流經的思緒也是一樣，雖然有時感覺相同的思緒一再浮現，但實際上，每一次浮現的思緒都有所不同，甚至身體的感覺也是一樣。

　　在靜坐冥想時使用「溫和的好奇」這項技巧，在我看來隱含了輕鬆、開放、有耐心的興趣感。這就好像你靜靜躲在一棵樹後，觀察一頭野生動物，因為你太入迷、太專注了，百分之百聚焦在你觀看的目標上，用心覺察當下，沒有不耐，不管那頭動物正在做什麼，你只滿足於觀看牠。或者，就像觀察地上的一隻昆蟲，起初你可能看著牠心想：「喔！有一隻蟲耶。」之後，你看得更仔細一點，看見牠所有的

腳，你再看得更仔細一點，看見牠的頭部特徵，每次你看得更仔細一點，就會注意到這隻蟲的其他特徵。如果你能把這項「溫和的好奇」的技巧，應用在靜坐冥想和日常生活中，就能增添一些新鮮、有益的元素。

一鍋辣湯

在進入下一章「練習」這個主題之前，我想講述最後一個故事，故事內容包括了我缺乏「溫和的好奇」、一座非常嚴格的僧院，以及一鍋很辣的湯。

和西方許多修道院一樣，這座佛教僧院經常開放、接待訪客，讓他們參加短期的冥想靜修。在這些期間，我們要把來賓當成僧院的貴客照料，把早餐和午餐送到他們的房間。僧院提供這種客房送餐服務，聽起來可能令人覺得有點奢華，但其實這是為了讓這些靜修學員有機會練習「進食冥想」。因此，身為僧侶的我們輪流準備食物，放置在托盤上，送到客房。

午餐只有一小碗湯和一片麵包，湯都是現做的，材料取自僧院的園子，一整週每天的湯品不同。之前已經有很多這種短期靜修課程，所以在準備湯品時，我漸漸習慣於只是執行烹飪動作。坦白說，我沒有很認真在做這份工作；事實上，我變得有點草率——這個加一點，那個加一點，丟進去煮煮看會變成什麼味道。我喜歡把它想成是創作，但其實是

我懶得仔細秤量配料，免得煮完之後還要洗一堆碗盤器具。我心想，愈快做完，我就有愈多的休息時間。

有一天，我走進廚房，看到菜單上寫著咖哩肉湯。我之前已經煮過很多次了，便著手開始烹調各種蔬菜，把它們混在一起。因為之前煮過太多次了，我連食譜都懶得看。然後，到了加入藥草和咖哩粉的時候。和許多大廚房一樣，這座僧院的廚房把各種藥草和香料分別儲存在一模一樣的透明罐裡，唯一的識別方法是看罐裡的內容物和罐身的一張簡單標籤。我打開櫥櫃，拿出貼著「咖哩粉」標籤的罐子。我注意到，罐子裡的粉是淡紅色的，停頓了一下，心想，看起來很奇怪，但很快就把這個想法拋到一旁。我太急著把這件事做完，不使用溫和的好奇，一心只想要趕快做完，享受多一點的午休時間，根本沒有想過可以邊煮邊享受整個過程。

當初在學煮這道湯時，他們教我要邊煮邊品嚐，以確保做對。但我既未仔細度量，也懶得品嚐，就快速舀了各種材料，放進鍋裡。我心想，可以多放點香料，讓味道更濃一些，便舀了滿滿幾大匙進鍋，持續攪拌，直到看起來粘稠度適中，似乎可以起鍋了。

我傾身去聞湯的味道，鼻子一靠近，馬上就嗆出眼淚。「奇怪？我記得以前不會這樣啊，」我心想，便舀了一匙湯嚐嚐……我感覺，我的頭好像快爆炸了。我喜歡吃辣的東西，我在亞洲生活了很久，吃過很多辣的食物，但這湯辣出

了一個新高度，我這輩子從沒吃過這麼辣的東西。我邊咳嗽邊清喉嚨，把我認為可能有助於解辣的東西塞到嘴巴裡。看看時鐘，距離我必須送湯去客房的時間只剩下五分鐘了；不幸的是，截至當時為止，我從靜坐冥想新獲得的鎮靜感，還未能在日常生活裡更緊張的情況下發揮，所以我沒辦法鎮定處理，開始慌了起來。

　　我急忙回想以前當學生時去咖哩屋用餐的情形，只能想起用涼的和甜的東西來中和辣，於是我抓了牛奶倒進鍋裡，不行，再加點，還是不行，而且湯變得很稀。我開始自言自語：「優格？試試看吧？」仍然不行，「用杏子醬試試？」嗯……似乎有點用喔，雖然湯的味道變得很奇怪。於是，在「任何甜果醬最有效」的前提下，柑橘醬、蜂蜜、糖漿全都下鍋了，湯雖然還是很辣，但至少可以入口了，只是味道很奇怪。

　　我趕快把湯盛到碗裡，送到每間客房，輕輕敲門，通知午餐已經送到了。到了此時，我開始鎮靜下來，但我知道靜修學員們的感覺，他們期待當天的最後一餐，吃到的卻是很糟糕的食物。往好的一面來看，那天才是為期一整週的靜修課程的第二天，我心想，應該沒有人會在接下來五天持續抱怨吧？「誰知道，說不定到了一週結束時，他們全都忘了這回事。」但坦白說，誰能忘得了？平時腸胃不適，已經夠難受了，在靜修期間，還要和另外六個人共用一間廁所，只能

用一個慘字形容。

　　後來發現，原來有人在對香料罐補貨時，誤把咖哩粉和辣椒粉混在一起，所以我不是放了一平匙的微辣咖哩粉，而是滿滿兩匙的辣椒粉。當然，這件事沒造成什麼重大傷害，但在我看來，這反映了我們在日常生活中某些時刻的縮影：只想趕快把事情做完，不大留意整個過程。如果我當時花點時間暫停一下，多點好奇，就能避免整個狀況。但我一心只想著獲得多一點的空閒時間，急著把事情做完；諷刺的是，我接下來所有的空閒時間，都用來擔心我搞出的差錯——是否覺得這聽起來挺熟悉的？

　　所以，在依照指示進行靜坐冥想時，不論你在觀察心智的什麼，試著應用「溫和的好奇」這項技巧，它產生的改變將超乎你的想像。

練習 6：掃描身心

為了培養經常運用「溫和的好奇」這項技巧，有個好方法，就是把它用於身體內的感覺。現在，請你再次放下書，像先前那樣，輕輕閉上雙眼。從頭部開始，用心智掃描你的身體，從頭部一路掃描到腳趾。第一次，先快速掃描，從頭到腳趾，只要花 10

秒鐘掃描一遍就可以。第二次，久一點，大約 20 秒鐘。最後一次，更久一點，大約 30~40 秒鐘。

　　在整個掃描的過程中，注意你身體的哪些部位感覺放鬆、舒服、自在，哪些部位感覺疼痛、不舒服或是有某種程度的束縛感。別做任何判斷或分析，只要留意你現在的身體感覺，得出這些感覺的大致面貌。若在掃描的過程中，你偶爾分心了，沒關係。當你發現注意力偏離時，輕輕把它帶回一開始偏離的那個點上，繼續掃描。

研究發現

1. 醫學界支持正念的功效。

　　英國精神健康基金會（UK Mental Health Foundation）近期所做的一項調查顯示，68％的家庭醫學科醫生贊同病患學習正念冥想，認為有幫助；縱使是那些沒有任何健康問題的人，學習正念冥想也有助益。唯一的困難是，這些醫師大多不知道何處能夠找到適當的正念冥想練習課程——不妨試試 Headspace 的課程。

2. 冥想有助於活絡腦部和快樂有關的區域。

如果你是那種復原力佳、樂觀的人，你的大腦左半邊可能很活躍；相反地，如果你經常感到焦慮、陷入負面思想，你的大腦右半邊可能比較活躍。威斯康辛大學的神經科學家發現，經過八週的正念練習之後，參與者的大腦活動明顯發生變化，左半邊變得比右半邊更活躍，快樂和幸福感提高。

3. 正念有助於減輕負面情緒的強度。

加州大學洛杉磯分校神經科學家的近期研究發現，練習正念技巧的人體驗到的負面情緒強度，低於沒有練習這些技巧的人。他們發現，把這些負面情緒「貼上標籤」，將使人們更容易覺察到，有助於明顯降低感受強度。因此，下次你在寫報復性的電子郵件，或是很想對另一半怒吼時，請對你的憤怒情緒貼上「憤怒」標籤，這樣或許能夠避免事後必須難堪道歉。

4. 冥想有助於鬆解壓力的有害作用。

壓力對我們的健康有顯著的影響，這是眾所周知的事實。過去，醫生發現，「緊張反應」可能使血壓及膽固醇升高，甚至可能導致中風、高血壓及冠狀動脈疾病，也會影響免疫系統，降低受孕的機率。研究顯示，冥想能夠引起「放鬆反應」，使血壓、心跳率、呼吸率和氧氣消耗量全部降低，同時明顯增強免疫系統。

5. 正念能夠減輕焦慮。

多年前，麻州大學醫學院研究正念冥想練習對一群廣泛性焦慮症患者的效果，結果高達 90％參與者的紀錄顯示，學習正念冥想僅僅八週之後，他們的焦慮和憂鬱情況明顯減輕。更令人驚奇的是，在這場初始實驗結束的三年後，研究人員近期的後續追蹤發現，這些改善一直持續。

第 2 章
練習

　　世界上有幾千種不同的冥想技巧，每一種都有自己的傳統，有其特別強調的重點，但絕大多數技巧的核心意圖，都是保持專注、放鬆，以及我在前文中談到的覺察的自然狀態，也就是「意圖停駐於當下」。

　　你或許會說：「這聽起來一點也不像我的心智，我是絕對做不到的，因為我的心智很容易渙散。」請容我提醒你，你正在學習一項技巧，若你以前從未彈過鋼琴，你去上第一堂鋼琴課，難道會看一眼鋼琴就奪門而出嗎？我認為，你會去上那第一堂課，就是為了想學彈鋼琴吧。同理，你可能覺得你的心智總是容易渙散，但這不就是你想學習靜坐冥想的理由嗎？雖然這個道理聽起來很簡單，但不知為何，我們總是很容易忘記。

　　所有靜坐冥想的技巧——不論源自什麼文化或傳統，不

論表面上的複雜程度，不論目的——全都仰賴下列兩項基本元素其中至少一項：專注（通常是靜心層面）；明晰（通常是洞察層面。）有時，靜坐冥想的技巧可能只涉及其中一項，有時則涉及兩項。各種靜坐冥想技巧之間的差異，往往是在入門途徑和想要的結果這兩方面，例如目的可能是提高專注力、提高投入程度、培養憐憫心、改善表現等。結合兩項基本元素的話，可以創造出非常符合現代生活需要的廣泛彈性技巧，正念就是一個極佳的例子。在這一章，我會教你 Take10 的技巧，它結合了這兩項基本元素，但稍微側重靜心層面。

你可曾注意到，當你全神貫注聚焦於某個事物時，你的心智變得多麼平靜？你可曾注意到，縱使你的心智之前一點也不專注，一旦你投入自己喜歡的事情當中，全心全意聚焦在活動上時，你的心智就開始落定、感到平靜？靜坐冥想跟這樣的過程很像，首先我們必須給心智一個聚焦的事物，讓心智保持專注。

傳統上，這些被稱為「冥想標的物」（objects of meditation）或「冥想支撐物」（meditation supports），可分為外在與內在兩類。外在支撐物（external supports）的技巧，包括注視某件物品、聆聽某些聲音，或是反覆吟誦某個字詞或句子。最後這項名為「心咒」（mantra），藉著在心裡反覆吟誦，無 須 出 聲， 也 可 以 變 成 一 種 內 在 標 的 物（internal object）──別擔心，我們不做任何吟誦，Headspace 教的冥想不包含這個。其他的內在標的物（內在的冥想對象），包括聚焦於呼吸、身體感覺或某個心像。

為了學會 Take10 的技巧，我建議你使用呼吸做為主要的冥想支撐物。這麼做有許多理由，後文有更詳盡的解釋，但首要理由是，呼吸無疑是最具彈性的冥想標的物之一。不像吟誦或注視蠟燭，你在任何地方都可以這麼做，就連在公共場合也可以，沒有人知道你在做什麼。不論你去哪裡，必定需要呼吸，如果不是如此，那麼靜坐冥想或許不該是你必須憂心的事。聚焦於你的身體感覺，同樣具有安適作用，幫助你把注意力從思緒轉移到比較實在的東西上。

對某些人來說，這樣就夠了。每天坐下來觀察呼吸，讓心智沉澱下來，讓所有的緊張和焦慮釋放出去。如前所述，用這種方式靜坐冥想沒什麼不對，只是無法獲得靜坐冥想的充分益處而已。想要獲得靜坐冥想的充分益處，你需要把它融入日常生活中。為此，你需要加上第二項重要元素──明晰，這樣才能夠看出究竟是什麼導致你緊張，讓你了解自己在特定情境下的感覺，以及為什麼會有那種感覺。這是對情況「做出適宜反應」和「做出衝動反應」的差別，你不必等到壓力點已經逼近，然後必須紓解壓力，你可以在一開始就阻止它發生，至少大多數時候是可以做到的。我說必須加上明晰，但其實嚴格來說，這麼說並不完全正確，因為明晰是

在平靜的心智狀態下自然浮現的。

一塘靜水

我待過一座僧院完全只做冥想修練，不研習任何哲理，完全只練習冥想。那座僧院沒有訪客、沒有電話，極少有任何令人分心的事物。我們每天凌晨三點開始靜坐冥想，持續一整天，中間有幾段休息，直到晚上十點。

對於想把所有時間投入練習冥想的人來說，這是夢想園地——雖然聽起來可能有點極端，但其實很有道理，我之所以當僧侶，就是想在最有益的環境中訓練我的心智，而限制任何令人分心的事物是這項過程的起點。你或許無法相信，當身心一直缺乏尋常的分心事物時，就算是最微小的事物也能在平靜的心智興風作浪，朋友一封簡單的來函就能夠激起各種思緒，讓心智持續蕩漾多天。在這座僧院，沒有這些事物令我分心，我的心智開始放慢速度，慢慢沉澱了下來，內心明顯變得更加平靜，明晰度提高了。

多年來，我聽過許多描述這項過程的方式，我認為接下來我要闡釋的這個類比是最好的。想像一片非常清澈的靜止水塘，水很深，非常非常清澈，因為太清澈了，你可以看到水塘底的所有東西，導致水塘的水看起來好像很淺，但其實很深。現在，想像你坐在水塘邊，向水塘投擲小石子。起先，你慢慢來，斷斷續續地投。你注意到，每投擲一顆小石

子，水面就會泛起漣漪，必須過一會兒，水面才會恢復平靜。若你在水面恢復平靜之前，再投入一顆小石子，那麼激起的新漣漪將和上一個還未消止的漣漪合併。現在，想像你一顆接著一顆地投，看著整片水面激盪陣陣漣漪。當水面呈現這個樣子時，幾乎不可能看到水中的任何東西，更別說是水底了。

從很多方面來看，這景象反映了我們的心智表面——至少，在我們抽出時間做點訓練之前，我們的心智表面就像這樣。每一個新思想，就像投入水裡的小石子，激起水面漣漪，但我們已經太習慣投入這些小石子，太習慣水面的紛亂，以至於忘了靜止的水是什麼模樣。當然，我們好像知道這樣不大對，但好像愈去干涉心智、試圖釐清，就會激起愈多漣漪。當我們坐下來，發現自己無法放鬆時，就是這種靜不下來的心智狀態，導致煩躁不安的感覺。當我們的心智如此紛亂時，幾乎不可能看到發生什麼，以及深層的東西，因此無法對心性獲得任何洞察，了解自己為何會有這些感覺。所以，若不先靜下心來，很難獲得任何明晰，Take10 的技巧稍微側重專注的原因便是如此。

我不知道你怎麼想，但我以前一直認為，靜坐冥想體驗到的明晰，是獲得如閃電般的開悟，可以馬上改變我的日常體驗。但是，回顧起來，那其實是一種漸進式的過程。更有益的方法或許是，把明晰想成是心智逐漸打開，讓我們得以

洞察裡面發生什麼。這種漸進式的明晰非常重要，若我們的心思總是混亂，無法妥善調適，就很難活得自在、有目的感。不論我們的處世態度多麼悠閒，都有一些習慣性傾向可以受益於更高的覺察能力。有時候，這些似乎隱藏在表面下，等待最出人意料時驚人浮現。事實上，有可能在發生最微小的事，或是做出最無害的評論時，那種感覺就衝出水面，攪亂了一池春水。這是不是聽起來很熟悉？如果我們想要研究這些令生活既複雜又豐富的感覺和情緒，水面就需要足夠平靜，才能夠好好看個清楚。

關於明晰，應該記得的一點是，必須變得明晰的東西，將會自然變得明晰。靜坐冥想並不是在心智深處到處掘根，挖掘舊記憶，陷入分析的模式，試圖理個清楚，那不是冥想，那是思考，而我們全都知道思考把我們搞成什麼模樣了。明晰自有浮現的時間、浮現的方式，有時是更覺察整個思考過程，有時覺察可能轉移至情緒或身體的感覺，不論發生什麼，不論你變得更加覺察什麼，讓它自然發生。別因為覺得不愉快、不舒服就抗拒，或是為了加快擺脫的速度而分析，就讓它用自己的方式自然發生。

切記，這些體驗基本上是在鬆解身心，釋放長久以來肩負的包袱。縱使體驗並非總是舒服，但若能有更清楚的觀察，這是大好的消息，因為這種過程就是放下的過程；放下，生活就會感到更輕鬆。

草坪

　　我在前言中提過翻牆逃離的那座僧院名為「科爾迪茲」（Colditz），我在修行期間曾被叫去割草。草坪很大，要割的草很多，我理所當然就去倉庫找割草機。當我把割草機推出來時，有個師兄走過來，拿了一把剪刀給我。「我要用它做什麼？」「割草啊！」他回答，臉上露出少許令人玩味的表情。「你在開玩笑吧？」我說：「這要割到天荒地老嗎？有割草機不用，幹嘛還要割草機？」他注視著我說：「首先，你不可以用這種態度對我說話；其次，我不是在開玩笑的，住持要你用剪刀割草，你就應該照做。」我不介意承認，我當時用了全部的自制力，才沒對這傢伙發脾氣。他已經在住持那邊捅了我很多刀，我不想和他槓上，至少這次不想。所以，我拿著剪刀走開，腦裡想的是一個菜鳥僧侶最不被鼓勵的想法。

　　用剪刀割草，有點像在剪頭髮。我用左手的中指和食指抓起草，右手拿著剪刀剪下。由於整片草地必須剪齊剪平，我必須把頭壓得低低的，彎身修剪整齊。草坪一共有三片，光是這片，面積大概就是一座網球場那麼大。剪了沒幾分鐘，我就開始估計這差事得花我多少時間，也開始想我那跪在草地上漸濕的膝蓋，還有我的腰因為一直彎著所以開始痠痛，當然也免不了一直想到拿剪刀給我的那位師兄。我的思緒奔騰，根本沒有什麼平靜感，自然也難以專注手上的工

作，而且因為我一直感到憤怒，心智並不明晰。

　　當時，彷彿一切都受到怒氣影響。不知道你是否有過這種體驗？好像所有掠過的思想，都含有憤怒成分，改變了你對周遭世界的整個觀點。我太深陷於這些思想了（水面上所有的漣漪），以至於無法看清。彷彿因為我太親近憤怒，對它的認同感太強烈了，以至於我本身已經變成憤怒，而非只是目睹憤怒的存在。我沒能看清怒氣其實源自我的心智，並且兀自尋找東西去助燃這股怒氣。沒錯，師兄的態度不是很好，但是我選擇站在原地的，如果我想的話，當然大可以走開。

　　就許多方面來看，這情形無異於在一間店、辦公室、工廠或任何工作場所被叫去做不愉快或乏味的事，其實在閱讀這些文字時，你可能已經想到你以前發生過的「割草事件」。我們必須認知到，不論在工作上或在家裡，被刻薄對待、被虐待、被霸凌或被欺騙，絕對都是不 OK 的，但是從靜坐冥想的觀點來看，我們必須認知到，我們在生活中有時感受到的憤怒是源於何處。在我的這個例子中，師兄對我講話的態度激發了我的怒氣，但從那之後，就都是我的責任了。

　　當然，這不是在為師兄的態度辯護，但能讓我對那股怒氣的持續，負起應負的責任。想當然耳，聚焦於濕草和疼痛的背，只會延續那股憤怒之火，不能讓我擺脫怒氣。換作別天，在不同的情緒下，我可能不會太在意濕草或疼痛的背。但在那天，我很確定，就算有人告訴我，我中樂透了（當然

在僧院，我們不能買彩券），我大概還是會找到方法一直生氣。畢竟，要放下如此強烈的情緒，並非總是易事。

那天，大約過了一個小時，我的心智才逐漸沉澱下來。奇怪的是，這發生在我開始沒那麼聚焦在腦袋的那些思緒，開始專注處理手上的工作時。雖然我知道不是人人都喜歡用剪刀割草，但做了好一會兒之後，整個過程其實開始令人感到平靜；事實上，它本身變成了一段冥想。我領悟到，沒必要趕啊！花多少天完成，其實都不要緊。而且，我有點完美主義的傾向，試圖把它做好的感覺，其實還挺好的。

當我愈是不沉浸於那些雜七雜八的思想，憤怒的動能就愈少。隨著怒氣消退，我更能清楚看見心智的狀態，開始對事情有了一些視角，於是我的心智變得更加平靜。這形成了一種正向循環：平靜帶來明晰，明晰帶來平靜，平靜帶來明晰。過沒多久，我就開始嘲笑自己，不知道我的朋友看見現在的我，會有什麼感想。但這種情況也不是第一次了，最重要的是，我的內心現在平靜下來了，不再感覺憤怒了。

同一條街，同一個洞

我們往往低估明晰的重要性，我知道我經常這樣。以前，我太習慣心智混亂的生活型態，以至於我根本不知道我的心智是否曾經明晰過（顯然沒有。）我一再犯同樣的錯，不論生活中出現多少次相同情況，我總是做出相同反應。我

盲目陷入各種問題，不知道自己怎麼會這樣，也不知道如何改變，在過程中為自己和他人帶來很多麻煩。我記得，剛開始學習靜坐冥想時，我在尼泊爾和一位西藏老師討論過這件事，我問他，我當時做了那麼多冥想，為什麼還是犯了那麼多相同的錯？

他說：「想像你每天走路去工作，每天都走同一條街道，看到相同的房子、相同的人。」我想像這樣的場景，以前我做過幾份類似的工作，所以不需要怎麼想像，就能夠體會。「這條街的盡頭，有一個很大的坑洞，可能是工人挖的，要修理地下管線什麼的。這個洞很深，工人花了太多時間喝茶或聊天，這個洞好像一直都在那裡。」他暫停了一下，對這幅想像情景笑了出來。

「雖然你知道那裡有個大坑洞，你每天還是走同一條街，直接掉進洞裡。你不是故意的，但你已經太習慣走太條街、那條行動路徑，所以你連想都沒想，就這麼做了。」雖然我無法完全認同這個例子（我怎麼會每天都掉進同一個洞呢？），但無庸置疑，這幅景象吻合我的內心世界。我不知道你的情況如何，但這完全是我的寫照，我總是走進同樣的情緒陷阱和心智混亂。

老師繼續說道：「當你開始靜坐冥想時，彷彿你清醒了，更加覺察你周圍的狀況。當你走在這條街上時，你看到前方有個大洞。」我回答：「但這就是問題呀！我已經做了

很多冥想，雖然我有時看到坑洞，但我沒辦法阻止自己每次都不掉進去。」老師微笑說道：「沒錯，起初你只是看到那個坑洞，但是走那條街那一段路的習慣太強大了，所以你仍然忍不住繼續往前走，掉進洞裡。你知道這樣很蠢，也知道這樣會受傷，但你就是忍不住！」此時，他已經從微笑變成大笑了，我雖然苦惱，還是得承認這幅景象的確很好笑。

「你的心智就是這樣運作的，你看到這些陷阱，但是你的習慣太強大了，所以忍不住一再掉進去。不過，」他停頓了一下說：「如果你繼續靜坐冥想，你會開始更早看到那個洞，然後能夠採取躲避的行動。一開始，你可能試著從洞的邊緣走過，但還是掉進去了，這是過程的一部分。只要持續練習，你最後就會看得更清楚，繞過它，繼續往前走，抵達你的工作地點，感覺精神充沛。」他再度笑出聲說：「然後，有一天，你的心智可能非常明晰、非常清楚，認知到那裡根本就沒有洞。不過，這是另一課了，以後再談。」

多年來，我發現這個故事非常有益，值得深思。從很多方面來看，它總結了靜坐冥想的過程；就是這樣，靜坐冥想就是一個過程。只因為你每天靜坐幾分鐘的時間，不代表你馬上就能駕馭心智，不再受舊習慣之害。當然，這不是說，你不會偶爾體驗到「頓悟」的時刻——醒悟自己一直在做什麼，但整個過程可能是漸進式的，每天更早一點看到坑洞，看得更清楚一點。這麼做，你將能夠避開許多導致你焦慮不

安的習慣性反應；這就是覺察，你能夠非常明晰地觀看自己的心智。

劇院

　　我們在生活中做的幾乎每一件事，都被評斷為「好」或「壞」，「更好」或「更差」，但在靜坐冥想時，並沒有好壞之分，這是有充分理由的。我們用「覺察」這個詞來描述冥想，若你沒有覺察，並不是你的冥想做得不好，是你完全沒有冥想！不管你是覺察到很多思緒，或是沒有任何思緒，不管你是覺察到愉快或不愉快的感覺，都不要緊，冥想的技巧就是覺察，就是這麼簡單。我的一個老師把這當心咒般重複說道：「若你分心了，那就不是冥想；唯有不分心，才是冥想。沒有好冥想或壞冥想這種東西，只有分不分心，覺察或未覺察。」事實上，他曾把這比擬為看戲。

　　想像你去看一齣劇情分為幾幕的戲，你的角色就是輕鬆坐著觀看劇情展開，至於指揮或表演，那都不是你的工作，你也不能上台干預劇情。這齣戲可能是愛情羅曼史、冒險動作劇、神祕陰謀劇，或是所有的元素都包括了。劇情可能相當緊湊，令你屏息，或是步調沉穩，令你一派悠閒。重點是，不論發生什麼事，你唯一的角色就是看戲。起初，這可能相當容易，但也許劇情步調緩慢，你開始坐立不安，向四

周觀望，想找其他東西娛樂自己，或是思考你明天得做的事，此時你完全沒有覺察到台上正在發生什麼事。在學習靜坐冥想時，這是一種常見的傾向。別太苛責自己，一旦你發現自己分心了，就馬上回到這齣戲上，再度看戲就好。

當然，劇情有時可能特別令人不愉悅，在這些時刻，很難叫人不入戲，你甚至可能開始為台上的演員想東想西。在這些時刻，你可能因為太入戲，難以抗拒喊叫的衝動，或者是為演員辯護。當然，這可能是一個令人開心的故事，使人心生愉悅、感覺受到鼓舞。在這些時刻，你可能在演員身上，看到你一直希望發生在生活中的事，或是想起以前的一段關係，不禁想起從前的回憶，或是受到劇情很大的鼓舞，坐在那裡開始計畫如何邀請過去五年來你一直想要約會的對象。

當你靜坐冥想時，就有點像在看戲。那些影像和聲音不是你，就如同劇情或主角不是你一樣，那只是一個你正在觀看、注意、見證的故事，這就是所謂的覺察。當然，在日常生活中，你自己的故事將會需要指導與投入，但是在靜坐冥想觀察心智時，最好的觀看方式就是坐在觀眾席上袖手旁觀。透過發展這種被動觀察的能力，你才能體驗到明晰與信心，進而做出決定、做出改變，過著更充實的生活。在第 1 章我們提過「藍天」的概念，藍天一直都在；覺察並不需要你創造東西，它也一直都在，我們只要別忘記。

幻想情人

　　我剛入門修行時，待過幾座僧院平時不對大眾開放，但偶爾會開放，讓一般大眾進行為期一週的冥想靜修。男女學員分開居住，每天集合起來進行一些冥想課程。這些靜修課程總是在靜默中進行，讓學員盡可能不分心。對某些人而言，這很有幫助；對其他人而言，一週都不說話，是滿折磨人的。

　　每天下午，學員造訪負責的比丘或比丘尼，回報自己的冥想情形。多年下來，比丘和比丘尼開始辨識出一個似乎一再重複的行為模式。當男學員和女學員聚集起來時，目光必定漫遊，在過程中，有時某位男學員的眼神會對上某位女學員的眼神，這通常發生在靜修一開始的時候。眼光相對的學員當時並不知道，這一瞥的影響性有多大，當男學員回到房內，坐下來冥想沒幾秒，就想到和自己對視的那位女學員。在冥想的過程中，他這麼對自己說：「她一定是在看我，她可能看上我了。太好了！她對靜坐冥想也有興趣，我們有很多共通點，等我們可以交談時，我就找她約會。」男學員已經開始期待兩人下一次對上眼了。

　　另一方面，女學員可能心想：「不知道他有沒有看到我？他喜歡我嗎？若能跟一個敏感到會照顧自己心智的人發展關係，那就太好了。」才不過十分鐘，「關係」這樣的概念，就已經浮上兩位學員的內心談話了！這種情形可能會持

續一整週，兩雙目光偶爾還是偷偷對瞄，延伸他們在其餘時間對這些對瞄的推想。我們都有過類似的經驗，對吧？到了一週結束時，毫不誇張地說，有幾對可能已經想得很遠了，遠到不僅在腦海裡已經約過會，甚至結了婚，婚姻圓滿，生了小孩，還想說退休後要住在哪裡，甚至有幾對已經離婚了！儘管這些想法只是他們在腦海中創造的故事，他們還是選擇內建一些痛苦與煩惱，但他們甚至連交談都還沒有過呢！由此可見，我們多麼容易陷入內心的小故事、小劇場，以及希望和恐懼裡。

我們這麼容易陷入這些故事，一部分是因為我們太習慣「從事」某事、「投入」於某事，以至於光是坐著觀看心智，令人感覺有點無聊，特別是觀看庸俗乏味的思緒時。於是，我們就創造出一些故事，試圖讓情況變得有趣，擺脫無聊。但是，你可曾和無聊共處得夠久，直到看清楚它究竟是什麼嗎？它只是一個想到別處、做點什麼的不同想法或感覺嗎？如果是這樣的話，那麼對待這個想法或感覺的方式，為何要與對待其他想法或感覺的方式不同呢？

各位也都知道，浮現在內心的想法，我們不一定要反應或採取行動；若是如此的話，那我們的麻煩可就大了。其實，我們都有能力別對浮現的想法太過認真。回想一下，你可能曾經有個非常極端的想法，極端到令你不禁笑了出來，當時你看出那真是一個很瘋狂、愚蠢的念頭，所以並沒有太

在意，就隨它去，一笑置之。我們是有這個能力的，只不過必須漸漸習慣於更常站在旁觀者的角度。

忍不住起身大叫的男人

我聽過一個有趣的故事，有個男人造訪英國一座佛教僧院，非常想要嘗試靜坐冥想，他聽說白天可以參加寺裡一堂僧尼們的冥想課。幾經詢問之後，他們讓他入寺，自行找個座位。所有的比丘和比丘尼坐在前方，居士坐在他們後方，這個男人不想坐在最後面，就往前走，找了中間的位置。一坐下，馬上就響起很大的一聲銅鑼響，他看看周圍的人，會意這聲銅鑼響代表冥想開始了。他挪動了一下身體，試圖坐得舒適一點（他不習慣坐在地上），閉上眼睛，開始冥想。他知道應該聚焦在呼吸上，他以為他的心智應該完全淨空，但他不知道該如何做到。其實，這跟我剛開始練習靜坐冥想時差不多。

起初，他坐得很定，努力嘗試聚焦在呼吸上。但不管他多麼努力，他的心智仍然持續漫遊，所以他愈來愈焦慮、不耐煩、感到沮喪。過了一會兒，他太深陷於這些思緒，結果無意間完全放棄聚焦在呼吸上，徒增了令他沮喪的更多思緒：「練習靜坐冥想根本就不管用，感覺糟透了！剛進來時，我覺得還不錯，但現在感覺真糟，這有啥用？我根本做不來。不過，這一點都不奇怪，我什麼都做不來！我的人生

難道就不能有個順心如意的改變嗎？我怎麼會連坐一小時享受平靜都做不到？這到底還要持續多久？感覺好像已經坐一輩子了，不是說只要坐一個小時嗎？怎麼感覺更像是坐了兩個小時！」他這樣想個不停，一個思緒引發下一個思緒，導致沮喪感更加強烈，愈來愈難繼續坐下去。

最後，他達到極限，分不清觀眾席和舞台的區別。用前面那個比喻來說，他已經從觀眾席站了起來，在舞台四周到處跑，製造騷亂，他「變成」了他的思緒。他沮喪到無法自制，不知不覺從中段座位站了起來，大聲喊道：「我他 X 的做不下去了！」非常諷刺的是，他剛喊完這句，就響起另一聲巨大銅鑼響，代表一個小時終了，冥想課結束了。

這個故事提供了幾個寶貴的啟示，每一個都同等重要。首先，在學習一項新技巧時，需要正確的指導，別以為：「喔，不過就是坐在那裡，觀看自己的心智，這能有多難呢？」因為如同故事中的這位男士，如果你不懂觀看心智的正確方式，可能就很難做到這件事。第二，在學習靜坐冥想時，一開始先慢慢來，從 10 分鐘做起，這沒什麼不對。事實上，如果你以前從未做過類似的事，10 分鐘的時間就算挺長的了。馬拉松跑者必須鍛鍊體能，想要長時間靜坐冥想的人，也必須鍛鍊心智。

這個故事也例示了等待冥想結束的危險性，這是一種常見的體驗，以為只要坐在那裡不動，不管我們的心智正在做

什麼，就是在冥想了。但是，等待某件事情發生的期待感，是一種展望未來的心智，不是專注於當下的心智。試想，若你的心智急於達到未來的時空，怎麼可能自在專注於當下？

Take10 技巧

我們已經討論過冥想的最佳入門技巧，以及如何避開一些最常見的錯誤，接下來應該把注意力放到練習冥想的實際方法了。雖然你可能會覺得，這 10 分鐘練習的某幾點看起來相當熟悉，因為很像前文的簡單小練習，你現在很可能已經躍躍欲試，但我強烈建議你，在開始坐定練習 Take10 之前，先仔細看過下面的段落。首先，我會介紹 Take10 技巧的摘要，看起來雖然好像已經包含所有必要資訊，但其實只是摘要——你必須記住的要點清單。你頭幾次在做冥想練習時，可以把這份實用清單擺在身旁，以防忘記步驟順序。別忘了，你也可以下載 Headspace app，或是造訪 headspace. com，取得相關資訊。

在 Take10 技巧的摘要之後，還有四小節更詳細的說明。第一小節是為了實際練習靜坐冥想做好準備；第二小節關於如何馴服「野馬」，讓你的心智進入一個自然舒適的歇息地；第三小節聚焦在呼吸吐納上，讓你的心智感到完全放鬆、自由，你只要輕鬆坐著，享受安靜。在最後這個部分，

你需要有意識地把專注於當下與覺察的能力，帶入日常生活
與你的人際關係中。

摘要

準備：

1. 找個地方，舒服地坐下來，把背打直。
2. 確定你在靜坐冥想的這段時間，不受外界干擾（關閉你的電話）。
3. 計時器設定 10 分鐘。

開始：

1. 做五次深呼吸，用鼻子吸氣，嘴巴吐氣，然後輕輕閉上眼睛。
2. 聚焦身體坐在椅子上和雙腳落地的感覺。
3. 掃描全身，注意你身體的哪些部位感到舒適、放鬆，哪些部位感到不舒服且緊繃。
4. 注意你的感覺——你此刻的情緒如何？

聚焦心智：

1. 注意你身體的哪個部位呼吸吐納的起伏感覺最為強烈。

2. 注意你每次呼吸的感覺和節奏——長或短，深或淺，急促或平順。

3. 在你聚焦吐納的同時，輕輕計算呼吸的次數——吸氣數 1，呼氣數 2……依序數到 10。

4. 重複這個循環五到十次，如果你有時間的話，可以多做幾次。

完成：

1. 不再聚焦任何事物，讓心智想忙就忙、想靜就靜，持續大約 20 秒鐘。

2. 把心智帶回身體坐在椅子上和雙腳落地的感覺。

3. 輕輕張開雙眼，感覺可以了就站起來。

Take10 技巧摘要說明

準備

　　這個部分讓你用正確的方式為靜坐冥想的練習做準備。很多人在靜坐冥想時，匆匆忙忙地快速坐下，閉上眼睛，等待心智安靜下來，但這怎麼可能行得通？在靜坐冥想之前，若你的心智相當忙亂，坐定之後，就得花更長的時間，才能讓你的心智安靜下來。

　　如果可以的話，請你在做冥想的五或十分鐘前就坐下來，這樣就能在適當的心態下，展開冥想練習。如果你使用計時器，請記得設定時間，確定自己在接下來的十分鐘內不受外界干擾。端坐在椅子上是學習靜坐冥想的最佳姿態，你可能會想要躺下來，雖然這樣聽起來很舒服，但是躺著做冥想，遠遠較難在聚焦和放鬆之間取得適當平衡，而且很容易睡著。如果你還是選擇躺著，請務必躺在堅硬的地方，雙腿雙臂伸直，你可以在膝蓋下方墊顆枕頭，減輕下背壓力。

開始

　　下一步是讓你的身心合而為一。想想看，你有多常身體做著一件事，心智做的卻是另一件事？例如，你的人走在路上，但心智已經回到家，規劃著晚餐要吃什麼，或是想著電視在播什麼。身心在同一時間、同一地點合而為一，其實很少見，靜坐冥想是個好機會，讓你落定於環境中，有意識地覺察你身在何處、正在做什麼。

　　通常，在「開始」這個階段，應該需要約莫五分鐘的時間。等到你變得更熟悉這些步驟，技巧變得更好時，可能就不需要花這麼多時間了。切記，在這個部分千萬別急躁。有些人認為，「開始」只是個可有可無的預備過程，不是靜坐冥想的實際部分，他們可能這麼想：「直接切入重點，聚焦在我的呼吸上，放慢腦袋。」但心智不是這樣運作的，請回

想第 1 章「野馬」的比喻：一開始，應該給它需要的足夠空間，不是試圖把它制伏在一處。「開始」的這些步驟，就是要讓野馬進入一個自然的歇息地。

在「開始」這個階段，請讓你的眼睛繼續保持睜開，不用特別盯住某個東西，自然往前凝視就好，察覺你周圍的視野，注意上下左右。做五次深呼吸，用鼻子吸氣，嘴巴吐氣。吸氣時，注意感覺肺部充滿空氣，胸部擴張。吐氣時，自然地呼出氣，別用力，輕鬆吐氣，想像吐出你一直感受到的緊張或壓力。在你第五次吐氣時，輕輕閉上你的雙眼，恢復用鼻子吸氣和吐氣的自然節奏呼吸。

在你閉上雙眼之後，立刻就會變得更加覺察你身體的感覺，尤其是你的坐姿。你的肩膀是否下垂前傾？雙腿是否充分支撐你的雙手雙臂？在你真正進入冥想練習之前，這是個調整的好機會。接下來，請把你的注意力聚焦在身體坐在椅子上的感覺，感受你的身體壓在椅子上的重量，注意你的身體和椅子接觸的感覺。請你注意一下，你身體的重量是否均勻落在椅子上，還是稍微偏向某一邊？

然後，用相同的方式，把注意力移到你的雙腳。請你注意腳底和地板接觸的感覺，最強的接觸點是哪裡？腳跟、腳趾、腳掌或腳背？在這裡要暫停得夠久，直到你能夠清楚感覺為止。最後，重複這個過程，觀察你的雙手和手臂，感受重力，感覺你的手臂重量由腿支撐著，感受你的手和腿的接

觸感。你不用做任何事，只要覺察即可，把注意力移到每一個身體感覺，並且記得運用「溫和的好奇」這項技巧。

當你在做這些事的同時，無疑會有很多思緒浮現腦海，這很正常，不用刻意改變，它們只是思緒而已。請你回想前文「道路」的類比，別試圖制止那些思緒，只需要後退一步，讓它們在你的充分覺察下來來去去。此時，把注意力放在你的身體感覺，不是放在思緒上，所以就讓它們在背景中來來去去。

然後，請你花點時間注意一下周圍的聲音。這些聲音可能很靠近你，可能在另一個房間，甚至在你身處的建築物外，或許是汽車經過的聲音、別人交談的聲音，或是冷氣機的運轉聲。什麼聲音都無所謂，你只是聽著它們來來去去。有時候，你可能發現自己被某種聲音吸引，例如別人的交談聲，這相當正常。事實上，當你發現自己被某個聲音吸引後，你就會開始注意其他的各種小聲音。若你住在繁忙市區，外部聲音往往被視為靜坐冥想的障礙，會妨礙靜心，其實未必。一開始，當然最好能在安靜的房間裡做冥想，但是有意識地去覺察周圍的聲音，不試圖抗拒，就會開始出現有趣的情況。你也可以把這個過程重複應用於其他身體感官，例如快速注意一下任何強烈的氣味，或是你嘴巴裡的味道。用這種方式，讓你的心智充分覺察你身體的感覺。

接下來，請你描繪一幅身體感覺圖。首先，概略感受一

下你身體任何部位的緊張或放鬆，此時並不是要試圖改變任何感覺，只是要描繪一幅圖像。初次掃描大概花 10 秒鐘左右，彷彿你只是站在一棟房子外面觀看。但接下來，你必須進入這棟房子，才能多了解一點這棟房子的屋況。所以，接下來，請你用 30 秒鐘的時間掃描全身，從頭到腳趾，注意你身體各部位的感覺。你注意到哪裡感覺舒服，哪裡感覺不舒服？哪些部位覺得緊繃，哪些部位覺得放鬆？這麼做的時候，你很容易只聚焦緊繃的部位；事實上，你甚至可能覺得只有緊繃的感覺！請你盡量用有系統的方法從頭到腳掃描全身，注意舒服和不舒服的感覺。別忘了注意你的手指、腳趾和耳朵，感覺如何？

當你掃描全身時，可能會更加覺察你的思緒與感覺，儘管你也許並未特別聚焦。沒關係，就讓它們在背景中來來去去，一旦你發現自己分心了、心智漫遊了，輕輕地把注意力移回身體掃描上，回到你剛才離開的那個掃描點。這種分心的情況很正常，可能會發生很多次，無須擔心。如果你注意到一個特別強烈的情緒浮現腦海，就承認，這是有益的做法。

我們通常太深陷於我們的思想，太忙於當日的活動，以至於往往未能覺察我們的情緒感覺。你或許認為，這聽起來不是那麼重要，但若你能覺察你的情緒感覺，就能對這些情緒感覺做出反應；反之，若你未能覺察，很可能在當天某個

時候衝動做出反應。我們全都見過這樣的情形,某個舉止溫和的商業人士或家庭主婦,看起來相當理智,但在超市安靜排隊時突然情緒失控了,也許是被手推車撞到,或是在結帳時信用卡遭到拒付。換作別天,他們可能對這種事置之不理,但在這一天,因為那潛伏的情緒此刻沸騰,終於爆發了。

很多人常說對自己的感覺毫無頭緒,這其實也沒關係。能夠覺察到你自己毫無頭緒,這仍是一種覺察。只要你多練習幾次「開始」的步驟,就會變得愈能夠覺察到你的感覺和情緒。在這幾個步驟中,對待情緒感覺的方式和對待身體感覺的方式並無差異,不管你感受到的是一種愉快或不愉快、舒服或不舒服的情緒感覺。在這幾個步驟中,不需要做出任何分析或評斷,只要注意你的感覺,加以認知、覺察就好了。

最後,雖然不是絕對必要,但可能是很有幫助的做法。請簡短地花 5 到 10 秒鐘的時間,體認你生活中發生的任何事件所帶來的情緒感覺。例如,你可能對某個即將到來的事件感到興奮,或是對剛才參加的一場會議感到焦慮,或是對剛才和某人交談感到憤怒,或是對剛才獲得的讚美感到高興。不論是什麼情緒感覺,加以認知、覺察。如果它最近在你的內心占據了很多空間,那麼幾乎無可避免地,它會在你練習冥想的某個階段浮現腦海。因此,在一開始就清楚這點,你便建立起一個框架,讓那些思緒能夠再度浮現和消退,不至於再被吸引進去思考它們。

　　如前所述，一開始，這些「開始」的步驟，應該會花上約莫五分鐘的時間。如果你只有五分鐘的時間可以做冥想練習，那就只要做這個部分，因為這個部分就是那麼重要。如果不做這些步驟，直接跳入下一階段——聚焦於呼吸——的話，不會有什麼益處，所以請你務必花點時間做這些步驟。雖然「開始」的這幾個步驟，是靜坐冥想練習的一部分，但是在其他情況使用的話，也能讓你獲得不少益處。無論是坐公車時、坐在辦公桌前，或是站著排隊時，你都可以練習這些步驟。你的深呼吸可以做得更細緻一點，當然如果你站著，或許可以不必閉上眼睛。這些小調整都沒關係，你還是可以練習這些步驟，讓你的心智體驗到相同的放鬆感。

聚焦在呼吸上

　　把「野馬」帶進一個自然的歇息地之後，它可能還是有點煩躁不安，或是開始感到無聊，因此我們必須給它一個聚焦的東西。如前所述，呼吸是最容易、最有彈性的冥想對象，因此在這幾個步驟中，我們使用呼吸做為主要的聚焦對象。

　　首先，請你花點時間（大約 30 秒鐘）觀察呼吸，尤其是你身體在吐納時的起伏感。起初，只要注意你身體的哪個部位，感覺呼吸的起伏感最強烈，例如腹部、橫膈膜附近、胸部或肩膀。不論哪個部位的起伏感覺最強烈，請你花點時

間注意一下你的身體在吐納之間的感覺。如果你的呼吸很淺，不好觀察起伏，你可以把手輕輕放在腹部來回移動，這樣就相當容易覺察胃部的起伏。然後，把手放回原位（大腿上），繼續後面的練習。

由於呼吸和心智太密切關連，你可能會對呼吸的位置感到不滿意。有些人可能會覺得這聽起來很奇怪，但其實這是很普通的現象。經常有人抱怨自己呼吸的方式不正確，因為他們在呼吸時，只能感覺到胸部的起伏，但書籍和瑜伽課教他們要用腹式呼吸，深吸深吐。乍看之下，這很有道理，我們自然聯想到當我們很放鬆時，例如睡在沙發上或躺在浴缸裡時，那長而緩的呼吸似乎來自腹部；我們也聯想到，焦慮或煩惱時的短淺呼吸，似乎來自胸部。若你坐著體驗到的感覺，相似於焦慮時的呼吸，自然會認為自己可能做得不對，但其實你根本沒有做錯什麼。切記，只有覺察與未覺察、專注與分心，在這個練習中，沒有什麼「錯誤的呼吸」或「不當的呼吸」這種事。當然，在瑜伽或某些傳統有特定的呼吸練習，但跟我們的這個冥想練習無關。

如果你的人生走到這裡，此刻正在閱讀這本書，那我認為，直到現在，你一直都呼吸得很好。事實上，我猜想，除非你以前做過放鬆練習或瑜伽，否則絕大部分的時間，你甚至沒有覺察到自己是如何呼吸的。呼吸是自發性的，不需要控管才得以運作，更別提它的自然智能了，呼吸通常運作得

相當舒適。所以，別試圖控制，讓身體自然運作吧！它會照自己的時間、自己的方式自我調節。有時候，你的呼吸起伏可能在某處顯得比較明顯，但是當你觀察它時，它又改變了。其他時候，它會一直持續在某處顯得比較明顯，可能是胃部、胸部或介於兩者之間。你只須注意、觀察，覺察身體的自然運作，這樣就好了。

　　所以，你不需要嘗試改變呼吸的位置，只要注意身體的自然動作，注意呼吸吐納的起伏感就好了。在這麼做的同時，你可以慢慢開始注意呼吸的節奏。你的呼吸感覺如何？快或慢？請你花幾秒鐘的時間感覺一下再回答。你的呼吸是深或淺？你也可以試著感覺一下，你的呼吸是急促或平順，氣息偏暖或涼？你可能會覺得這些問題聽起來有點怪，但這是要你在冥想練習中應用「溫和的好奇」的技巧，這個過程應該會花上大約 30 秒鐘的時間。

　　了解你體內的感覺之後，現在聚焦於每一次的呼氣和吐氣。最簡單的做法，就是默默計數呼吸的次數——吸氣數 1，呼氣數 2，按照這個順序數到 10，數完之後，再從 1 數到 10。這聽起來好像很容易，但如果你跟我剛開始做這個練習時一樣，就會發現每次數到 3 或 4 的時候，就會開始分心到更有趣的事物上，或者可能突然發現自己已經數到 62、63、64……忘記數到 10 就要從 1 再開始數起。在學習靜坐冥想的過程中，這些都是很常見的情形。

　　其實，在你發現自己剛才分心了，心智游移到其他地方的那一刻，你就已經不再分心。此時，你只需要輕輕地把注意力帶回到呼吸的感覺上，繼續計數呼吸次數。如果你還記得剛才數到哪裡，就從那個數字繼續數下去；如果你忘記了，就重新從 1 開始數。很抱歉，數到 10 並沒有什麼獎品，所以你是否重新從 1 開始數其實沒差。不過，想要每次都順暢地從 1 數到 10 並不容易，這其實有點好笑，若你想笑就笑吧。不知為何，靜坐冥想有時令人感覺很嚴肅，但如果你愈帶著幽默感和玩興去做，它可能就會變得愈容易，愈令人享受。

　　持續用這種方式計數，直到計時器響起，這個階段的練習結束。先不要從椅子上站起來，最後還有很重要的一部分要做。

完成

　　這個部分往往遭到忽視，但它是整個練習最重要的部分之一。在你結束呼吸計數時，讓你的心智完全自由，別試圖掌控你的心智，不要聚焦在你的呼吸上，也不要聚焦在計數或其他事物上。如果你發現你的心智忙碌，它想忙就讓它忙，它想安靜、完全沒有思想，就讓它安靜。你不需要做什麼，也不需要掌控或檢視什麼，就讓你的心智完全自由自在。

　　不知道對你而言，這聽起來是個美妙或嚇人的主張呢？

不論如何，反正就是在冥想結束前，讓你的心智自由自在約莫 10 到 20 秒的時間。有時，你可能會注意到，你內心的思緒比你嘗試聚焦在呼吸上的思緒還要少。你也許會問：「這怎麼可能？」想想那匹還未被馴服的野馬，牠通常在擁有一些空間時，才會感到比較舒適自在，比較不會惹那麼多麻煩；把牠束縛得太緊，牠就會開始掙扎、胡亂踢人。在聚焦於呼吸上的這幾個步驟注入一些輕鬆自在感，你將從靜坐冥想的練習獲得更大的益處。

放任你的心智漫遊一會兒之後，請緩慢地將注意力帶回到你身體的感覺，亦即讓你的心智回到身體感官上。請你再度注意你的身體和椅子的接觸，你的腳底和地板的接觸，你的手和大腿的接觸，花點時間注意周圍的聲音、強烈的氣味或嘴巴裡的味道，慢慢地讓自己感知，覺察每一種感官的感覺，這會把你完全帶回你所處的環境中。

接下來，請你先輕輕地睜開雙眼，花點時間重新適應一下，重新聚焦，覺察你周圍的空間。然後，請你把這種覺察和專注於當下的能力，應用在當天剩下的時間。請你慢慢地從椅子上站起來，你必須清楚自己接下來要去哪裡、要做什麼事，因為這樣能夠幫助你保持覺察的能力。也許，你接下來要去廚房煮咖啡，或是回到辦公室坐在電腦前面做點事，不論你接下來要去哪裡、做什麼事，重點是你要清楚，你可以充分運用覺察能力，體驗每個當下。

研究發現

1. 冥想改變你的大腦形狀。

　　加拿大蒙特婁大學的研究人員，探索冥想者和非冥想者在體驗痛苦時的大腦反應差異，他們發現，冥想者的大腦中主掌痛苦和情緒的部位，明顯比非冥想者的更厚。這很重要，因為這個部位愈厚，痛苦的感受程度愈低。大腦的這種改變潛力，稱為「神經可塑性」（neuroplasticity）。這意味的是，當你靜坐冥想時，不僅能夠改變你的視角，也能夠改變大腦的生理結構。

2. 正念能夠改善生活品質。

　　在一項隨機控制的研究中，研究人員發現，一種以正念為基礎的方法，比藥物更有助於預防憂鬱症復發。當然，有些情況顯然需要用藥，但這項研究仍然值得參考。在短短六個月內，75％的正念實踐者完全不再使用藥物來控制憂鬱症；研究人員也發現，他們比較不會再復發。不僅如此，相較於那些依賴藥物的人，這些人也體驗到生活品質的改善。

3. 冥想有助於改善皮膚病。

　　麻州大學醫學院一位醫學教授進行了一項研究，想了解冥想是否對治療牛皮癬有所幫助；牛皮癬是一種可治療的皮膚病，研究顯示，這種皮膚病和心理壓力有明顯的關連性。

他們發現，練習靜坐冥想的牛皮癬患者，癬斑消退的速度比不做冥想的患者快上四倍。這項研究發現對其他壓力相關皮膚病有明顯的含義。

4. 正念有助於紓解焦慮和憂鬱。

　　波士頓大學的研究人員，綜合分析了三十九項不同的研究，檢視正念在治療病患因為其他疾病導致的焦慮和憂鬱方面的成效。他們發現，冥想對廣泛的健康失調癥狀有顯著的改善效果。這些研究人員的結論是，冥想的益處之所以那麼大，是因為練習靜坐冥想者學習如何用更好的方式與困難共處，因此在生活中感受的壓力降低。

5. 冥想可能有助於提高你的受孕機率。

　　牛津大學最近做了一項研究，調查壓力對 274 位年齡介於 18 歲到 40 歲健康女性的影響。他們發現，壓力會降低女性受孕的機率。研究團隊領導人建議，練習靜坐冥想之類的技巧，可能有助於改善這種因為壓力導致的受孕率降低。

第 3 章
融入日常生活中

　　我以前一直以為，做冥想時一定要坐著，閉上眼睛。因此，當我在最初待過的僧院之一得知，不但有盤腿而坐的冥想（坐禪），還有行走（行禪）、站立（立禪）及躺著做（臥禪）的冥想時，相當震驚。如果你跟我一樣，此刻大概會想：「喔，好耶！躺著做的冥想適合我。」很抱歉，可能跟你想的不一樣。雖然躺著做冥想，你還是可以獲得很大的益處，但是學習端坐在椅子上做冥想，你獲得的益處遠遠更大。

　　這四種姿勢並非讓我們選擇一個最喜歡的方式練習冥想，而是正念的入門。如本書前言所述，正念指的是專注於當下，不分心，不迷失於思想，不深陷於情緒。想想看，我們總是處於這四種姿勢的其中一種，或是正在從一種姿勢轉換成另一種姿勢，學習如何透過這四種姿勢做冥想，也就是同時學習如何在這四種姿勢下保持專注。

　　你可能會這麼想：「沒錯，但我打賭，靜坐冥想才會出現真正的效果。」為了讓你了解其他姿勢在整個冥想訓練中的重要性，下列舉一座僧院的日常作息為例。

　　我們在凌晨 2:45 起床，凌晨 3:00 開始冥想，清晨 5:00 吃早餐，早上 11:00 吃午餐，下午有一個很短的喝茶休息時間。（在這座僧院，以及其他大多數的佛教僧院，傳統是過午不食，所以沒有晚膳休息時間。）最後，我們在晚上 11:00 左右就寢。我想，你剛才或許已經稍微計算了一下，我們每天總計進行約莫十八個小時的正規冥想修練。在這十八個小時當中，有半數是步行／站立式冥想，其餘半數時間是靜坐冥想。不同姿勢的冥想課交替進行，由此可見它們的重要性。

　　至於躺著的臥禪，唉，那純粹是為了幫助入睡（或是當我們的身體太不舒服，無法進行靜坐冥想時。）用這種方式入睡，若你的躺姿正確，而且保持正確的心態，整晚就能夠保持一定程度的覺察。事實上，僧院禪修對此重視到什麼程度呢？重視到我的老師每天問我的第一句話就是：「你今天早上是吸氣醒來，還是呼氣醒來？」起初，我對這個問題的回答經常是聳肩帶過。你可以試試看，這個問題聽起來很簡單，回答起來可不容易。但是稍微練習的話，你會訝於發現，你很快就會變得能夠覺察這些細節。

　　我到現在還清楚記得，我首次體悟到用這種方式全然覺

察身體感覺時的情景。一如冥想修練常見的情形，那次的體悟不是發生在正規修練課程時，而是在課後我走在路上時。在那之前，我已經了解正念的概念，但並未確實了解它的充分潛力。當時，我走在路上，就跟各位平時步行時沒什麼兩樣，但我邊走邊應用學到的行禪技巧（參見本書後文），突然間，我百分之百專注在行進的過程和身體的感覺，腦海裡別無其他想法。如果我完全專注在一件事情上，自然無法同時專注在另一件事情上，所以不必試圖忽視或抗拒任何思想，它們就會自動消散。

乍看之下，你可能會覺得這聽起來沒什麼，不是很簡單的道理嗎？但若真是那麼簡單，我們理應經常這麼做吧，因為唯有當我們陷入種種思緒時，才會感覺壓力很大。對我而言，這個體悟是一心不能二用，在每一個時點，心智只能專注在一件事物上。固然，它有時能夠飛快地從一件事物轉移到另一件事物，使我們以為它在每一個時點上，都可以同時聚焦於不只一件事物，但這種印象其實只是個假象。

在我初次獲得體悟的那個情況中，我的注意力百分之百放在行走時的身體感覺上，我的心智不再迷失於其他思緒。那次的體悟令我相當興奮，熱烈展望我的新生活將變得多美好，我將總是活在當下，再也不被各種思緒煩擾與分心。事實上，我當時興奮得忘形了，以至於在短短幾分鐘之後，就失去覺察感，再度迷失於思緒中！誠如我先前說的，我認

為，最好把洞察想成滴水裝桶，而不是如閃電般能夠瞬間改變你的生活。

透過日常活動培育正念

雖然你必須持續努力，才能夠掌握正念，但是跟冥想技巧一樣，正念需要的努力是不必刻意費力的。你需要努力的只有這件事：記得，當你陷入思想或情緒中，請把你的注意力導回原先的焦點上，不論這個焦點是你正在吃的食物味道、你開關一扇門的手臂動作、你身體壓在椅子上的重量、你淋浴時水灑在身上的感覺、你在運動時感受到的心跳、你觸摸寶寶的感覺、你刷牙時的牙膏氣味，或是你在喝水時的動作。覺察可以應用在你做的各種小事上，無一例外。你可以應用在溫和或激烈的活動、室內或戶外的活動、工作或玩樂，以及單獨或與他人一起的活動。

若你是正念初學者，起初可能會感到疑惑，常常有人問我，這是否意指他們從現在起走在路上要閉上眼睛，聚焦觀察呼吸。拜託，請千萬不要這麼做，因為你可能會被車撞上！我們現在談的是一般的正念，不是特定的正念冥想，所以不需要閉上眼睛，也不需要聚焦於呼吸。請容我再解釋一次，正念指的是專注於當下，覺察你正在做的事情和你身在何處。你就依照你平日的作為，不需要任何不同的做法。你

唯一需要做的就是覺察，而最容易做到這點的方法，就是找個焦點，每當你發現心智開始漫遊、失焦時，只要把你的注意力轉回原來的焦點即可。

　　我最喜歡的一個例子就是刷牙，這是一項大家都很熟悉的日常活動，焦點很明確，而且大概只要持續幾分鐘的時間，所以很容易全程保持覺察。當然，把正念應用在刷牙這件事上，可能跟很多人平常刷牙時不大一樣——盡快刷完，邊刷邊想著接下來要做什麼事。你必須實際體驗一下，才能充分了解這兩種情境的差別。試試看吧！把正念應用在刷牙上，你的感覺如何？你也許會發現，最容易的做法是覺察你身體感覺的其中一種，把它當作焦點，例如刷牙發出的聲音、手臂來回移動的感覺，或是牙膏的氣味。每一個時點只聚焦於一個標的物，你的心智將會開始感覺更平靜一點。在感覺平靜的同時，你也許會注意到，你的心智想要游移到其他思緒上，或是你開始趕著做下一件事，或是你注意到自己刷牙太用力或太小力，甚至開始覺得無趣。這些觀察都是有用的，它們讓你看見心智的真實狀態。

　　你的心智是否能夠常保穩定、平靜、有高度的專注力，或是經常失控，差別就在於能否提高你的覺察能力。就拿最簡單的喝水為例，別急著咕嚕咕嚕一口氣喝完，你可以花點時間注意一下喝這杯水的體驗。老實說，你上次認真喝一杯水，是什麼時候？當你拿起這杯水時，可以先感受一下杯子

的溫度和杯身質地，也可以留意一下你把杯子拿靠近嘴巴
的動作，甚至注意這杯水喝起來的口感如何。如果你夠仔
細，甚至可以感覺到水順著喉嚨流進胃裡。若是在任何一個
階段，你發現自己分心了，只要把注意力移回喝水的過程中
即可。

　　當你開始把這種方法應用在日常生活中的各種境況時，
你會發現這對心智很有鎮靜作用。你不僅可以專注於當下，
用心體驗你所做的每一件事（名符其實用心生活），你會感
覺到很平靜。伴隨平靜而來的是明晰，你會開始了解你是如
何思考與感覺的，以及你為何會這樣思考與感覺，同時注意
到你的心智活動的慣常模式和傾向。當你擁有這些覺察能力
時，如何生活的選擇權，將交還到你的手上。你可以選擇不
讓有害無益的思緒影響你，以你想要的方式做出回應。

　　另一個常見的問題是，當別人在場時，該怎麼做才好？
如果跟別人在一起，聚焦在這些東西上，會不會沒有禮貌？
這類疑問總是令我忍不住笑出來，因為這表示我們平常太在
意別人說的話、他們的情緒和感受，以至於不可能有時間聚
焦在其他東西上。其實，你根本不必太擔心，因為我們經常
受困於自己的各種思緒，壓根沒聽到別人在說什麼。舉例來
說，你走在路上，和你的朋友邊走邊說，雖然走路是一種相
當自主的動作，你還是得運用一定程度的覺察能力，以免撞
上別人或車子。在你注意四周的同時，你的注意力還是可以

輕易轉換到和你朋友的互動交談上。

　　當然，這不是說你的注意力比平時少，只是你的注意力一直來回切換——從四周的環境，切換到和你朋友的互動交談上。在這種情況下，你對流經的思緒與感覺的覺察能力，將不會像你靜坐冥想時那麼精細（至少一開始如此），但重點是：將覺察應用在日常生活中，只要你愈常這麼做，就會變得愈容易覺察，你的覺察能力也會變得愈高。

　　正念能夠幫助你更容易進入和他人相處的狀況中，有位來我診所求助的女士說，她把這些技巧應用在育嬰上，感覺現在確實花時間和寶寶相處。她說，她以前就算和寶寶在一起，心思總是飄到別處。運用正念的技巧和寶寶相處，她現在更能夠專注在育兒體驗上。這對我們所有的人際關係具有極大的影響力，想像一下，如果有人專注對待你，你的感覺如何？如果你也這樣對待別人，會是怎樣的互動？

沒有時間覺察的僧侶

　　正念的一個好處是，你不需要從一天當中抽出時間來練習，它只是要你訓練心智專注於當下的行動，別迷失於其他思緒中，這很適合說自己沒有時間訓練心智的人。

　　很久以前，我聽聞一個在泰國接受僧侶訓練的美國籍冥想老師，他是在 1960 或 1970 年代去泰國的，當時有很多人去亞洲走嬉皮之路。這位冥想老師在亞洲旅行時，對冥想的

興趣愈來愈濃厚，便決定全職研習冥想。他找上泰國最著名的老師之一，在一座僧院住了下來，開始接受訓練，後來成為僧侶。從許多方面來看，那是很嚴格的訓練作息，每天在正規冥想修練時段和工作時段之間交替，每天冥想修練大約八個小時。

如果你不曾在僧院、尼庵或靜修院生活過，可能會覺得八個小時是相當長的時間，但在這類訓練場所的環境下，這段時間其實相當短。當然，其餘的時間也是在訓練心智，但採行的是正念的形式，把覺察應用在日常生活中。由於這在當時是相當流行的亞洲旅行路線，這位男士在那座僧院修行的期間，有很多西方人來訪，很多人在僧院住上幾週之後，再繼續其他旅行。寄宿這座僧院時，這些旅行者自然會和生活在那裡的西方修行者交談。這位男士從這些交談中得知，在緬甸的僧院裡，每天的正規冥想修練課超過十八個小時。因為他當時非常熱中於冥想，想要快一點進步，所以認真考慮轉赴緬甸，但是感到左右為難，因為他當時的老師非常有名，備受推崇。

他想要離開的念頭糾結了好幾個月。若開悟是他追求的目標，那在緬甸的僧院中一天做上十八個小時的冥想，達成目標的機會想必更高。現在，在這座僧院，他必須做那麼多不同的工作，包含打掃、撿拾柴火、縫僧袍等，讓他覺得好像沒有時間做冥想。再者，他覺得訓練滿難的，懷疑那些工

作干擾了他的修練進度。過了一陣子,他去拜見老師,告訴老師他打算離開了。他私下希望老師看出他的虔誠和努力,給他機會留下來,多一點時間練習冥想。沒想到,老師聽了,只是平靜地點點頭。

這位男士對老師的漠然,感到有點惱怒且茫然。他問:「您難道不想知道我為何離開?」「好,」老師平靜回答,非常淡定。「因為我們在這裡沒有時間做冥想,」這位男士回答:「在緬甸那邊,他們每天坐上十八個小時,在這裡我們每天坐不到八個小時。我整天煮食、打掃、縫紉,如何能有進展呢?在這裡,我們根本沒有時間!」

跟我講述這個故事的人告訴我,老師面帶著微笑,認真看著男士問:「你是在告訴我,你沒有時間專注?你是在告訴我,你沒有時間覺察?」這位男士太陷於自己內心的對話,一開始完全沒有領會老師這番話的含義,他回答:「沒錯!我們總是太忙碌於工作,沒有時間專注於當下。」老師笑了,回答:「喔,你的意思是,在你打掃庭院時,你沒有時間覺察打掃的動作?在你熨燙僧袍時,你沒有時間覺察熨燙的動作?訓練心智的要領是變得更加覺察,不論你坐在殿裡,閉上眼睛,或是睜開眼睛打掃庭院,做這種覺察訓練的時間量是相同的!」

這下子換這位男士漠然了,他領悟到自己誤解了心智訓練。跟許多人一樣,包括我本身在內,他以為只有完全坐定

冥想，才能訓練心智。其實，心智訓練遠比這個彈性得多。正念練習向我們展示，如何把相同的心智品質應用在我們所做的每件事情上，不論我們過的是高活動量的生活，或是經常久坐不動的生活，在路上騎腳踏車時能夠應用覺察的時間量，跟在家裡坐在椅子上能夠應用覺察的時間量一樣多。從事什麼類型的工作並沒有影響，所有人每天都只有二十四個小時，每個人能夠用來訓練心智覺察的時間量都一樣。不論是覺察身體的感覺、情緒、思想，或是那些思想的內容，全都是覺察，我們一定都有時間覺察。

連連看

　　你還記得小時候做的連連看嗎？就是把很多小點連起來，構成一幅圖畫，還記得嗎？其實，那些小點彼此非常接近，你只要把它們連起來，就好像創作出一幅傑作。這個連連看的概念，可以用來說明正念遠非只是一天做一次的冥想練習。

　　請你拿一張白紙，在紙上緩慢地橫向畫出一條直線。就算你的眼力很好，我想你在畫這條直線時，多少會有一點晃動；若你的手不大穩，晃動可能明顯更大。假設這條線象徵你一整天的覺察連續性，當你覺察時，你通常會有平靜感、聚焦感、方向感，別忘了，縱使你未必體驗到愉快的情緒，

覺察仍將使你在這些情緒之下獲得空間感、一些視角，感受情緒上的穩定。不過，就像你在紙上畫的這條線，大多數的人往往覺得「覺察連續性」的概念很不可靠。

　　舉例來說，你一早醒來，心想今天是週末，所以心情很好。但是很快地，你發現今天其實是平常日，馬上就垂頭喪氣。下了床，你被貓咪絆了一腳，大聲罵了一句，走進浴室。吃早餐時，你的心情稍微好一點了，心想，也許今天不是那麼糟糕的一天。當你正要出門時，收到老闆傳來的一封電子郵件，通知今天要加班，你心想：「每次都這樣！加班這件事總是落到我的頭上。」你走出大門，用力甩上門，這回，你低聲咒罵了一句。

　　當你抵達辦公室之後，發現不是只有你被要求加班，所有人都收到通知今天要加班，你的感覺稍微好一點了。然後，你注意到桌上有一大盤蛋糕，你露出微笑，心想：「一定有人生日！啊，休息時間趕快到吧。」但你又想了一下，你最近在減肥，一直維持得很好，真的要吃蛋糕嗎？然後，你又想到，你最近也想對自己更好一點，也許應該吃一下蛋糕。你感到左右為難，吃蛋糕？還是不吃蛋糕？就這樣，你一整天不停陷入各種起伏的思緒，唯一不變的是，你的思想左右你的感覺，在缺乏覺察之下，你的思想支配一切。

　　現在，請你想像不同的情境。想像一下，白紙上布滿了許多小點，從紙的一邊延伸到另一邊，每個小點彼此都靠得

很近。請你試著畫相同的直線，我想這次應該容易多了，你
只要專注從一個點連到下一個點就好。突然間，畫一條直
線，不是那麼難了。若我們用同樣的類比，這條線代表你一
整天的覺察感，乃至於你的情緒穩定性，那麼這顯然是個好
消息了。

　　別去想在每天早上做 10 分鐘的冥想時練習正念，然後
努力撐過接下來的 23 個小時又 50 分鐘，直到下一次進行
10 分鐘的冥想練習。請你將正念應用在一整天的活動上，
記得，這只需要你不論何時、不論正在做什麼，都完全保持
專注於當下。這麼一來，因為你完全專注於當下做的事，根
本不可能去想你但願現在身在何處、正在做什麼，或是但願
情況有所不同，這些通常都是令你感到焦慮、緊張的思緒。

　　所以，當你發現今天不是週末，而是平常工作天時，別
一下子陷入壞心情，改而觀察你對這項發現的反應，觀看這
些感覺如何來去。你被貓咪絆了一腳，別大聲罵牠、責怪
牠，你可以彎腰看看牠有沒有受傷，聚焦於牠的安好，而不
是你內心的沮喪。這種簡單的利他行為，將使你忘卻自己的
沮喪，重新展開一天。以此類推，用意圖、聚焦和覺察，從
一個活動移向下一個活動。

因為工作苦惱的男士

　　覺察、意識到每一個新時刻，這聽起來可能令人感到十分振奮。我們太容易用自動駕駛的模式生活，讓每一天、每一年在不知不覺間飛逝。前一陣子，有個客戶來診所找我，他不是經由家庭醫生轉介來的，也不是因為什麼心理問題前來找我，而是覺得自己和周遭的世界愈來愈隔閡，愈來愈深陷於跟工作有關的思緒，他不知道該怎麼辦才好。

　　這不但影響到他對自身的感覺，也開始影響到他的人際關係。他說，他太太受夠了他從不認真傾聽她說什麼（他承認這是事實），他的孩子也經常抱怨，他總是不參與他們的生活。最近，他一個孩子告訴他，縱使他人在現場，心思也彷彿在別處。這些話成為壓倒他的最後一根稻草，聽到孩子這麼說，他感到心碎。他很苦惱，擔心再不做點什麼改變情況的話，將對這個家庭造成非常嚴重的影響。

　　頭幾週，我們一起為正念建立了非常扎實的基礎，尤其是冥想單元，每天抽出 10 分鐘的時間，讓心智沉澱下來。起初，他對這項建議很掙扎。他說：「我都已經很難抽出時間給我的家人了，怎麼能夠抽出更多時間給自己？這不是很自私嗎？」這個觀點很常見，但你若是認真想想，其實不然。我解釋：「你現在做的是訓練你的心智，使你和他人相處時，不會心不在焉。若你總是深陷於自己的思緒，你如何

感到快樂，感覺自己和他人連結呢？所以，這絕對不是從你的家人身上剝奪什麼；相反地，你其實是在給予他們，你在努力給他們一個更好的丈夫、一個更好的父親，一個全心全意和他們相處的人。」不到一週的時間，他就非常明顯、實在地體驗到這種人際連結。事實上，他前來接受下一回合的輔導課程時，臉上掛著燦爛的笑容，驕傲地宣布：「過去一整週，我都沒有對孩子吼叫！」

進入第三週時，我熱切地指導他行禪（行走中冥想），不是那種很正式的、非常緩慢步行的冥想，而是以尋常速度外出走動時的正念冥想。人們對正念的豁然大悟，通常發生在此時，開始理解心智訓練遠非只是閉上眼睛靜坐冥想。我和這位男士在一段街區走了幾次，我向他解釋技巧，然後讓他獨自去做簡短練習。練習的第一個部分，是在很安靜、比較容易專注的街道上走著；第二個部分是沿著一條交通繁忙、車輛和行人都很多的道路上行走。十分鐘後，他結束步行，返回診所。

他說：「我住在這附近十五年了，幾乎天天都走同樣的路。但這是我第一次，真的是第一次，觀察這條街道。我知道，這聽起來很不可思議，但我說的是真的。這是我第一次注意到房子的顏色、車道上停放的車輛、花香味和鳥鳴聲。」真正令我印象深刻的，是接下來這一句，他滿懷悔恨地說：「我這輩子都在做什麼呀？」

　　有多少人過著這樣的生活？沉浸在過去的回憶和未來的計畫裡，心神被種種思緒占據，全然不察當下實際發生的事，對生活周遭的人事物毫不在意。當下此刻感覺起來太過平凡，使我們視為理所當然，但正是這點使它變得如此不凡──我們鮮少專注於體驗當下。而且，和生活中的其他東西非常不同，你不需要前往他處取得當下，也不需要做任何事去創造當下，不論你正在做什麼，當下就在你的眼前。不論你正在吃三明治、喝茶、洗碗筷，或是從事任何普通的日常活動……你都是處於當下。這就是所謂的正念──保持專注，臨在當下，覺察當下。

玩雜耍的僧侶

　　身為僧侶時，有很多事我不能做。呃……是的，你猜想的「那檔事」顯然不能做，但還有其他很多事，出家人都不可以做。生活在僧院時，這其實無所謂，因為一整天的生活非常規律，大夥兒都忙於禪修冥想或打雜工作，不會坐在那裡想著如果不是僧侶的話，自己會想要做什麼事。況且，周圍的人大家都做一樣的事，沒什麼好比的。不過，當你以僧侶的身分生活在僧院外時，就沒有了那種規律，生活就變得稍微複雜了點。

　　事實上，在僧院外生活時，從事有益身心健康的活動，

變得遠遠更為重要。我在莫斯科居住的公寓興建於帝俄時代,很老舊了,這是我在莫斯科度過的第一個冬天,在我學會用報紙和玻璃紙雙重封貼的方法之前,公寓窗戶內部已經結了厚厚的一層冰,壁紙已經嚴重脫落到只剩下幾處勉強貼在牆上,混凝土天花板零星裸露出內部鋼筋。但這棟公寓座落的地點很優,遠遠足以彌補這些缺點,它位於莫斯科市西北區一座大湖邊,這個地區以空氣乾淨和沙灘聞名。

　　身為僧侶,當然不適合做日光浴,但在炎熱的夏天時,我常去湖邊公園散步和玩雜耍。我剛剛好像聽到你在問:「你說你做什麼?你說僧侶不適合做日光浴,但可以像小丑那樣玩雜耍?」呃,可以說是,也可以說不是。在正規的冥想練習之外,找個有趣的方式放鬆,當然是可以的;對我而言,這有趣的放鬆方式就是玩雜耍。我可以一整天、天天坐在我的公寓裡頭冥想,但我偶爾強烈感覺需要活動一下筋骨,因此我會玩雜耍,經常一次玩上多個小時。

　　我發現,雜耍動作是我練習冥想的完美寫照,它變成我內心活動的一種外部反映。當我的心智太緊繃、太專注時,拋接球的動作就會不流暢;相反地,當我的心智太放鬆、不夠專注時,球就會不停落地。因此,我必須在聚焦和放鬆之間拿捏適當平衡,這反映了透過冥想來建立的內在平衡。我想,這就是多數人說的「得心應手」,你一定曾經體驗過,可能是你在從事一項運動、畫圖、烹煮食物,或是其他形式

的活動時。

　　有一天，我同時拋接五顆球。若你玩過這種雜耍，你應該知道，每增加一顆球，將會需要多一點時間才能熟練。例如，若你用一週的時間學會拋接三顆球，那你可能需要一整個月的時間，才能學會拋接四顆球，然後你可能得花六個月的時間，才能學會拋接五顆球。我已經花了好幾個月的時間在學同時拋接五顆球，整體而言，我能在任何一個時點，讓它們全都保持在空中，但我耍得不夠漂亮，我的心智仍然很急，試圖矯正和過度矯正每顆球的起落。其實，這需要掌握很好的鬆緊度，才能夠把球拋接得均衡流暢。

　　後來，有一次，我忘了試圖做這件事。這聽起來可能很奇怪，但我就是忘了，在開始拋接球的前一刻，我正在想別的事，所以沒有像平常那麼努力，也沒有預料或期望什麼，就是開始拋接球。結果只能用「行雲流水」來形容，說實話，那場景如果擺在電影《駭客任務》（*The Matrix*）裡，絕對不會不協調。我知道，這是一種時間扭曲感。在此之前，我在做冥想時，曾經體驗過 50 分鐘感覺起來像 5 分鐘，但更常體驗到的是 5 分鐘感覺起來像 50 分鐘。不過，我從未在從事一項日常活動（如果玩雜耍能算的話），如此清楚體驗到這種時間扭曲感。

　　在那一刻，我擁有世界上所有的時間，彷彿所有球都懸浮在空中，我有時間看著每一顆球，思考如何把這顆球往左

邊移一點，把那顆球往右邊移一點。就好像有人按下慢動作鍵，真的很神奇。當我的心智不再急急忙忙，不再接了一球急於接下一球，不再試圖掌控每一件小事，我就擁有難以言喻的時間和空間。這可以讓我們反思我們急忙的生活方式，這當然不是說，你無法在快速做事的同時仍然保持專注，你當然可以。這只是意味著，身體的快速行動和心智的匆忙著急，是非常不同的兩碼子事。

缺乏耐心的瑜伽修行者

用我在接受僧侶訓練時，從一位老師那裡聽到的一個故事來結束這個段落，似乎滿合適的。乍看之下，這個故事似乎和日常生活沒什麼關係，但它其實深切點出正念精神、正念的應用，以及正念的精髓如何容易遭到疏漏。這個故事說的是，西藏的一位瑜伽修行者在做一種旨在培養耐心的特殊冥想技巧。此時，你可能會想：有缺乏耐心的瑜伽修行者嗎？真的？嗯，是的，缺乏耐心是一種普遍現象，不論你是家有新生兒、經常整夜無眠的新手父母，或是每天都要等車的通勤族，或是坐在山上努力不懈追求開悟的瑜伽修行者，所有人都有沒有耐心的時候。

故事是這樣的，這位瑜伽修行者愈來愈覺察自己缺乏耐心，便去找他的老師，老師傳授他這項特殊技巧。然後，他進入山裡，找到一個洞窟居住，修練這項技巧。你也許會納

悶，他如何在山裡獨自生存？其實，那裡有很棒的補給制度，當地村民不時會把基本的食物補給運上山；這麼一來，瑜伽修行者既可以離得夠遠，避開可能的分心事物，但仍然保持得夠近，能夠獲得他人的協助。總之，這位瑜伽修行者找到了一個很好的洞窟，立刻展開修練，向內發掘耐心——他的老師告訴他，每個人與生俱來都有耐心。幾個月過去了，這位瑜伽修行者仍然繼續待在洞窟裡面冥想，當地的村民很是感佩。

　　沒多久，另一位老師訪視村莊，這位老師很有名，甚受當地人尊敬。他們熱切告訴他，有個「同道中人」在一個山洞內勤奮修練。這位老師很好奇，便問他能否去看看這位瑜伽修行者？起初，村民說不可能，因為他正在嚴格閉關修行。但這位老師非常堅持，又因為他備受尊敬，所以村民最終向他指出洞窟的方位。

　　老師爬上山抵達洞窟、恢復正常呼吸之後，向黑暗的洞裡張望，尋找那位瑜伽修行者，看到他坐在那裡冥想。老師輕輕咳了一下，讓他覺察有人來了。瑜伽修行者卻一動也不動，老師再咳得大聲一點，這回，瑜伽修行者睜開一眼，瞧瞧是誰。由於他不認識這位老師，所以再度閉上眼，一語不發。老師不知如何是好，他不想打擾瑜伽修行者，但又很想了解一下他修練耐心的情況。

　　這回，老師咳得更大聲一點，說道：「抱歉打擾你，可

否占用你一點時間？」瑜伽修行者同樣不語，但看起來似乎被這打擾搞得有點心神不寧。老師複述一次他的請求，這次，瑜伽修行者眼睛睜得老大，開口說道：「你沒有看到我正在冥想嗎？我正在試圖完成一項很重要的耐心修練。」老師說：「我知道，我就是想和你談這個。」瑜伽修行者深吸了一口氣，接著發出一大聲嘆息說：「拜託，請別打擾我。我不想和你談話。」語畢，他閉上眼睛，重新開始冥想。老師不死心，繼續對他說：「但我就是想和你談這個呀！我聽說，你這項修練已經大有進展，我很想聽聽看你的體驗。」此時，瑜伽修行者已經想要破口罵人了，他辛苦上山閉關，為的就是遠離干擾，不意卻要在這裡應付此人，他直截了當叫老師離開下山。

　　老師在洞窟外頭逗留了幾分鐘，決定最後一試，對瑜伽修行者大聲喊道：「告訴我，你從冥想中學到關於耐心的什麼東西？」此時，瑜伽修行者再也克制不住，從座上躍起，抓起地上的一些石子，開始用力擲向洞口的那個男人，一邊投擲一邊大聲咆哮說：「你一直打斷我，要我如何靜坐冥想修練耐心？」一整個惱火的他，持續投擲石子，想要趕走這個男人。最後，地上的石子都被他用完時，老師回頭看著他，露出大大的微笑，說了最後一句：「喔，我看出來了！修練耐心的冥想做得很好嘛。」

　　冥想是正念修練的一個重要基石，想在每天連 10 分鐘

的冥想都不做的情況下，在日常生活中實行正念，有點像在鬆散的砂礫上為房子打地基，可行是可行，但遠遠不如在堅實地上來得穩固。若冥想未能改變你在生活中的感覺和行為，那麼練習冥想又有何用？別忘了，獲得更多頂空的目的，是讓你和你周遭的人的生活更舒適。若你從冥想體驗到美好的平靜感之後，轉身就對你接觸到的第一個人失控抓狂，這冥想對你實在沒有多大益處。請試著把冥想視為一個平台，你接下來的二十四個小時都在上面運作，如果你能夠保持你的覺察能力，那種平靜感將使你更有技巧地應付各種狀況。但如果你太深陷於自己的故事，以至於失去所有的覺察能力，你可能會像故事中那位瑜伽修行者那樣衝動反應。

日常生活的正念練習

　　每天靜坐 10 分鐘或更多的時間練習冥想，感覺雖然很好，但是當你開始把正念的概念，應用在日常生活中，真正的成效才會顯現出來。在本章接下來的部分，我會介紹我最喜歡的一些日常生活正念練習，包括進食、步行、運動和睡覺時的正念練習。跟前面一樣，你可能會急於進入每一小節最後的技巧說明，但是關於這些日常活動的正念練習，你必須知道的，不僅僅是簡單的指導清單而已，每一個活動的前

言和小故事，都有助於表達這些技巧的特色，說明這些技巧
的充分潛能。

飲食時的頂空

　　吃東西時，你有多常認真品嚐你吃的食物？絕大多數的
人承認，他們只會認真品嚐最初幾口，確定自己吃下去的東
西無誤，之後就進入半意識的飲食狀態了──當然，我指的
不是半昏睡／昏迷狀態，而是部分心智用於其他活動，例如
思考。使用餐具吃飯或以手取物進食，這些動作並不是特別
複雜，因此我們發展出不須思考就能夠執行的能力，就像走
路一樣。

　　對喜歡一心多用的人來說，這聽起來可能像美夢成
真──可以坐著一邊吃飯，一邊看報紙，或是一邊用電腦工
作，一邊講電話，一邊思考晚上或週末的計畫。同樣常見的
是，晚上下班回到家，雖然已經感覺很累了，但同時間想著
明天早上必須早起，或是等等要趕快哄小孩上床睡覺，於是
便用盡可能最短的時間準備晚餐，然後用盡可能最短的時間
吃完。這還是假設我們沒有在下班回家路上隨便買份速食，
而且在還沒走進家門之前就已經吃完了喔。我不是說這樣不
對，這本書的宗旨並不是要告訴你應該吃什麼、應該在哪裡
吃、應該怎麼做，這些都是你的自由選擇，但我想要簡單解

釋一下，可以如何將正念和冥想應用在進食這個簡單的日常
活動上，獲得一些良好的益處。

五星級僧院

　　不同於我們大多數人體驗到的匆忙進餐，在僧院裡面用
膳通常是相當肅靜的活動，但還是有一些例外。當你沒什麼
其他事物可以聚焦時，食物就變得格外重要，生活中其他的
簡單事物，例如喝杯茶或沖個熱水澡也是一樣。在僧院修道
的傳統中，這些東西被稱為「感官享樂」；一般來說，並不
鼓勵我們沉迷於太多這類的感官享樂，它們被視為用來訓練
正念的額外活動，而非需要沉迷其中的享樂活動。不過，這
當然是僧院特有的生活方式，你絕對無須杜絕生活中的這些
簡單樂趣，才能從你的冥想獲得充分益處。

　　我待過的一座僧院（就是前言中提過，有高牆的那座），
有一套獨特的飲食方法——一如其他每項活動與事物，這座
僧院都有與眾不同的做法。在我抵達僧院的第一天，他們就
叫我列出所有我喜歡吃的飲食清單，我心想：「太棒了！猶
如五星級僧院啊。」當然，他們也叫我列出所有我不喜歡吃
的飲食清單，我心想：「哇！這太貼心了。」

　　這座僧院一天供應三餐，在傍晚時分用晚膳。這感覺就
像住進佛教僧院中的四季飯店（Four Seasons），所以當我看

到晚餐中有許多我不喜歡的食物時,你大概可以想像得到我有多失望。事實上,我仔細察看盤子後才發現,幾乎所有食物都是我列在那張「不喜歡」清單上的項目。我心想:他們是不是搞錯了?還是,我把兩張清單搞混了?

其實根本沒錯,他們要我們列出那些清單,只是為了確保我們不能享用自己喜歡的食物,也確保我們——套用他們的話——「有機會檢視我們不喜歡的體驗。」彷彿吃不喜歡的食物還不夠糟糕似的,飯後他們給我咖啡。根據我的經驗,咖啡對多數人來說評價兩極,要不就是很喜歡,要不就是討厭,而我剛好很不喜歡咖啡。沒錯,咖啡聞起來很香,但我就是覺得難喝,而且我不喜歡喝完咖啡之後產生的那種悸動不安感。可是,在這裡,這些僧侶在我就寢前幾個小時,給了我一大杯咖啡,除了我喝的時候感覺噁心,在喝完之後,整夜亢奮難眠。

我後來得知,在停留這座僧院的期間,這種情況將會經常重複,我想,我在幾個月後會翻牆逃離的理由就很明顯了。但其中也有好笑的一面,由於我不想在大部分時間都坐著冥想的情況下,每天規律吃三餐,讓自己胖成一頭豬,於是我把巧克力、比司吉、蛋糕之類的東西列在「我不喜歡……」的清單上,以為這樣就可以確保自己吃得很健康,哪裡知道這些東西會變成「我必須吃……」的清單?結果,每天晚膳之後,他們就給我巧克力和蛋糕,其他僧侶看在眼

裡，不爽在心裡。

　　這種方法聽起來雖然極端，但在此之前，我從未認真思考過為什麼我喜歡、不喜歡特定食物。我總是認為，反正我就是這樣。但是，有機會變得更加覺察，絕對有幫助。令我訝異的是，我居然開始吃很多我從來都不喜歡的食物。克服了起初的排斥和心中對此的嘮叨、埋怨之後，我發現，進食的實際體驗相當不同於我對它的觀念。同樣地，我曾經認為自己喜歡，但對健康或許不是那麼有益的食物，我也不再那麼著迷了。一旦欲望某種程度消退之後，我開始密切注意食物帶給我的感覺。突然間，食物看起來不再那麼刺激食欲，至少在量的方面，比我以前可能的進食量減少了。

　　難怪「正念飲食」（mindful eating）被吹捧為下一個減肥妙方，毫無疑問，正念能夠從根本上改變你和食物之間的關係，包括你的食物選擇、食量，以及你的飲食方式；但是，純粹從減重作用來看待正念，這是不正確的。我之所以這麼說，是因為這樣很可能把「透過正念通往快樂」和「透過減重通往快樂」這兩者混為一談；其實，這是大不相同的兩碼子事，後者不會帶來持久的滿足感或頂空。不過，和食物發展健康的關係，有益無害，若能因為對食物更加留意，順便減去一些多餘的體重，自然是好事一件。這其實可以回溯到前文談過的概念──獲得更寬廣的視角，因此有空間做出有技巧的回應，而不只是衝動行事。

　　我很少遇到對食物完全寬心自在、對飲食毫不煩惱的人，我交談過的人大多說，他們往往對自己的飲食習慣感到慚愧，「想吃」的東西和「應該吃」的東西，兩者間總有明顯落差。我以前也是這樣，在離開英國受訓成為僧侶之前，我對食物非常執著。當時，我在體操領域競爭，每天都在體育館訓練，對體態極為重視。我對一整週的餐點嚴格控制，每一餐都計算正確的食物量，按照大多數人的標準來看，不過是極小的口腹享受，我一律避開，縱使在外面用餐也是這樣。

　　想吃甜食的欲望來了，我會壓抑下去。我甚至瘋狂到會事先打電話給即將前往用餐的餐廳，預訂特殊餐點，例如只用蛋白製作的歐姆蛋，不知道有沒有人想吃？這種生活方式不涉及什麼正念，這是極端，而極端——不論是哪一端——鮮少是健康的生活方式。因此，在進入僧院之後，關於我對飲食習慣有多大程度的情緒依附（emotional attachment），我要學習的可不少。我有很多小故事可以拿出來講，但下列這個「冰淇淋的故事」，凸顯了我們和食物之間的情緒關係。

冰淇淋的故事

　　在緬甸的僧院裡，進餐是很肅穆的事。平心而論，這是一座靜默的僧院，反正也沒有多少事要溝通。進餐時間被用來進行正規的進食冥想課，我們繞著大圓桌，坐在地板上，

六名僧侶一桌。這是一座大型僧院，有八十多名僧侶，因此
餐廳相當大。這裡也有比丘尼，但她們一直都隱藏在餐廳的
另一邊，被一大片似乎無法超越的木質大屏風跟我們相隔開
來。餐廳的剩餘空間相當寬廣，我們向外可以看到僧院的庭
院，這裡其實是個相當舒適的地方。

　　不論早餐或午餐，食物總是相同——咖哩和米飯，咖哩
濃而油膩，不好消化，但味道一直都不錯。我們來到餐廳
時，桌上已經擺好餐具，每個人一個碗和一支湯匙，兩位僧
侶逐一為每個人盛飯和添咖哩。吟誦一、兩節經文後，一聲
銅鑼響，我們就開始一個小時的進食。我說一個小時，就真
的是一個小時，不多也不少。在這座僧院，每件事都做得非
常、非常慢，從碗裡舀一匙飯送進嘴裡，可能得花二十秒，
至於咀嚼這口飯所花的時間，那就更長了。這當然是有好理
由的，能讓我們仔細檢視心智的運作，但是真的非常、非常
慢。到了吃早餐時，我常常已經非常餓了，就大口大口吃了
起來，沒有多想什麼。然後，我會感覺到有隻手搭在我的肩
膀上，那是糾察師父的手，他負責確保每個人的行為有助於
訓練，有益於僧侶修行。在這座僧院修行的期間，我和他變
得非常熟稔。

　　在緬甸，一年當中有一些特定日子，當地民眾不必工
作，可以前往僧院練習冥想。我不大確定他們是熱切的冥想
修練者，或者只是高興這幾天不必工作；總之，在這些日

子，很多民眾會造訪僧院。來訪的民眾通常會攜帶食物，捐贈給廚房，米、蔬菜、魚、肉皆有。某日，一名男子帶來幾桶閃閃發亮、看起來像油桶的大容器，我不知道裡頭裝了什麼，但一個俗人在僧侶用餐時間進入餐廳，並不大尋常。而且，那天還有另一件不尋常的事，餐桌上不像平常那樣，已經擺放碗和湯匙等候我們。我看到那兩位平時為我們盛飯菜的僧侶走向我們，但手上拿的不是平常的米飯和咖哩，分給我們的是很小碗的黃色東西。他們快速進出廚房，分發這些小碗。我從屏風的小細縫中，看到比丘尼那邊，也分發同樣的東西。

突然間，我知道那是什麼了，他們在分冰淇淋！請你想像一下，每天吃米飯配咖哩，從來沒有不同的食物，突然有人給你一碗冰淇淋，很興奮，對吧？嗯，我當時很興奮，姑且不論這聽起來多麼荒謬，我當時真的很興奮，就像生日派對上的小孩看到蛋糕出現了！他們逐一在每位僧尼面前擺上一碗，我注視著眼前的這碗冰淇淋，當時是夏天，超過攝氏40 度。時間分分秒秒過去，在銅鑼聲響起之前，我們當然不能開動。我等得愈來愈不耐煩了，我對冰淇淋還能夠撐多久的關心程度，遠超過任何人類對一球冷凍奶油與糖應有的適當感覺。當然，我的反應並沒什麼不對或不尋常，但平心而論，我此時的欲望和渴求程度已經接近極限。

然後，我看到延遲開動的原因了。把冰淇淋擺到我們面

前的那兩位僧侶，現在開始把我們平常在用的碗和湯匙分發
到餐桌上。我開始在心裡對自己說：「沒關係，碗是空的，
不會花太多時間，冰淇淋不會完全融化。」但是，當他們來
到我們這一桌時，我才看清楚他們在做什麼。他們把冰淇淋
移向桌子中間，把空碗和湯匙擺在我們面前，後方有另外兩
位僧侶逐一為每個人盛飯、添咖哩。此時，我才明白是怎麼
一回事：我們得吃先完米飯和咖哩，才能夠吃冰淇淋。若是
在我家裡，而且沒有速度限制的話，我應該能夠飛速解決米
飯和咖哩，一口氣吃掉還沒有完全融化的冰淇淋。但是在這
座僧院不行，我們得花將近一個小時吃完米飯和咖哩，我很
確定糾察師父一定會監督到位。

　　突然間，我的心頭湧現了一股怒氣，伴隨而來的是很多
憤怒的思想：「這太扯了！簡直是折磨！多麼浪費食物！我
以為佛教應當是仁慈的，不會有這種事情才對。那位花錢買
冰淇淋的男人呢？他們有沒有想過他會怎麼想啊？」我機械
式地以慢動作來回舀米飯和咖哩入口，渴望地看著那一球正
在融化中的冰淇淋；在此同時，有些思緒更進一步發展。我
沒有頂空、沒有覺察感、沒有正念，完全沉浸在我的思緒當
中。事實上，我太沉浸在我的思緒當中了，以至於沒能看出
我的憤怒根源，其實都是因為我沒有得到我想要的東西。我
想，你可以稱此為「依附」──太想要某樣東西卻不能獲得
時，便會開始抗拒、掙扎。嗯……毫無疑問，我的確在掙扎。

　　有趣的是，當我向他人講述這個故事時，人們大多為我感到憤怒。可是，別忘了，我是在自由意志下待在這座僧院的，我隨時都可以站起來，離開那裡。我是這些情況的自願參與者，覺得自己可以從這些經驗當中學到東西。只不過，我有時太深陷於自己的思緒和感覺之中，以至於暫時忘記覺察這項簡單的事實。這個方法是僧院裡的專門訓練，你不需要眼睜睜看著冰淇淋融化來折磨自己，以便從你的冥想修練獲得最大益處，生活中自然會發生很多其他情況，考驗你的覺察與同情心的穩定程度。

　　過了一會兒之後，憤怒的動能開始消退，取而代之的是悲哀與慚愧感——悲哀於自己沉浸在這種種的憤怒思緒中，慚愧於這些怒氣針對的對象。這種感覺持續了更長一會兒，伴隨著省思先前情緒的思想，最後冰淇淋不敵正午的太陽，在碗裡融化成一灘黃色黏液。看著它，我難以想像為何我先前對它會感到那麼憤怒，或者，為何我先前對它會感到那麼興奮？現在，它看起來遠遠不如先前那麼誘人食欲了。伴隨這些思想而來的是接受，這份接受完全改變了我的心情。我對這碗冰淇淋的情緒依附太強烈（它恰巧是食物），強烈到致使我喪失所有的覺察能力。覺察能力的喪失，不僅導致我腦海中無盡、累人、最終徒勞無益的胡思亂想，也令我感覺被情緒的雲霄飛車擺盪至高處下不來。

　　這個小故事或許是個極端的例子，但它凸顯了我們對食

物的一種常見體驗：我們太沉浸於自身的感覺或腦海裡的絮語，以至於不再感覺對自身的選擇和行動能夠掌控。舉個常見的例子，你是否曾經吃巧克力或洋芋片吃到一半，突然心想：「我為什麼要吃這個？」我們根本沒有覺察到自己其實不餓，就不留神地隨著衝動行事。雪上加霜的是，在此同時，我們也往往被其他事情分心，更容易迷失在各種思緒裡。我知道，這聽起來稍嫌古板，但你上次坐在餐桌前用餐，是什麼時候？對大多數的人來說，沙發已經取代了餐桌餐椅。以前，我們會在用餐前稍停片刻，可能是基於禮儀，可能是為了祈禱。我們會在這片刻的時間裡，看看自己即將要吃的東西，感恩食物擺在我們面前。

　　基於這點，我建議你坐在桌前做下列的練習（練習 7）。頭幾次，你或許想要自己先練習看看，因為這樣可能會讓你比較容易專注。最好是從靜默中開始練習，沒有談話或背景噪音，這樣會更容易。所以，你可以關掉電視、音樂，甚至手機。此外，不要把任何閱讀材料擺在面前，這樣會更有幫助，因此請把你的筆記型電腦、書籍和雜誌等拿開，只剩下你和你的食物。

　　經常有人說，他們剛開始做這個練習時，會感到寂寞或無聊（足以顯示我們這種不分心的體驗有多麼少。）一旦你投入這個練習，這兩種感覺都會消退得相當快。當然，你也可以在這個練習中，放慢吃飯的速度（但不必像我們在緬甸

的僧院那麼慢），這樣會比較容易應用我提供的說明。我不
是建議你每次吃東西時，都採用這種方式或速度，但是在正
規練習時，最好這麼做。這是前文提到的冥想與正念的差
別，冥想幫助你在日常生活中，不論多忙、和多少人在一
起，都能夠變得更專注。一旦你熟稔於更專注地進食，就可
以在吃飯時應用這些技巧，縱使是邊吃邊和朋友聊天，或是
在匆忙用餐時。

練習 7：進食冥想

請你在桌子前面坐下來，最好獨自一人，沒有任何
外部分心的事物。若周圍有你無法控制的聲音，不
必擔心，可以像 Take10 的技巧那樣，把這些聲音融
入練習中。

　　在你拿起食物開始吃之前，請先做幾次深呼吸
（鼻子吸氣，嘴巴吐氣），讓你的身心稍微沉澱、鎮
定一點。

　　然後，花點時間研究一下你眼前的食物 —— 這
些食物來自哪裡？什麼國家？是自然生長出來的，
還是加工製造出來的？請試著想像它們的自然生長
環境中的各種成分，甚至照料這些農作物或動物的

人們。歷經時日，我們已經和我們吃的食物的源頭完全失連，這聽起來或許不是特別重要，但是就飲食的廣義正念來說，這非常有幫助。

在這麼做的同時，請你注意一下你是否有任何不耐煩的感覺，只想要趕快應付過去，吃掉桌上的食物，一心想著你必須趕快去做的事情？不論你的反應如何，大多可能只是約制反應的行為，那是一種習慣，很可能是非常牢固的習慣。

不必有什麼內疚感，花點時間感恩你擁有眼前的盤飧。我們有時忘了，這個世界上有很多人很難取得食物。這或許不是你喜歡思考的事，但是這種思考過程非常有益，因為感恩是穩定的正念修練的核心。

我在前面說過了，接下來的這個部分，你需要做得比平常稍微慢一點。但不論你怎麼做，自然就好，不必想太多。

如果在你眼前的食物，你需要用手拿著吃，那麼在你拿起食物的同時，請注意它的食材、溫度和顏色。如果你需要使用餐具，就改為注意你用來進食的餐具，同時花點時間注意碗盤中食物的顏色。

　　當你把食物移向嘴巴時，將注意力從你的手轉移到你的眼睛、鼻子和嘴巴上。這些食物聞起來如何？靠近嘴巴時，看起來如何？放進嘴巴裡，吃起來如何？口感和溫度還好嗎？你不需要做任何事，只要觀察身體各部位感官運作產生的感覺就好。

　　除了身體的感覺，也請你注意你的心智對於眼前食物的反應。例如，你對這次吃的食物感到滿意或不滿意？你覺得還可以接受嗎？你對哪些部分有些反感，例如太燙、太冷、太甜或太酸？注意你內心是否快速評價，和你之前吃過的食物做比較。

　　在你吃了幾口之後，你可能會開始覺得這個練習有點無聊，不禁想起別的事。跟 Take10 一樣，這種現象很正常，不必擔心。跟前面的小練習一樣，一旦你發現自己開始分心了，只需要輕輕地把注意力移回冥想標的物就好 —— 在這個練習是進食的過程，以及不同的味道、氣味、質地、外觀，甚至聲音。

　　持續用這種方式進食。你可以注意一下，你是否有強烈的習慣衝動，想要吃得更快一點，或許是想要快點吃完正餐，然後吃甜點。或者，你可能對

自己正在吃的東西感到不安，如果你很重視身材的
話。注意浮現在你腦海的種種思想，如果可以的
話，也注意你在吃東西時的呼吸狀態，呼吸狀態可
以顯示你對這個練習感到自不自在。

　　當你快要吃完時，請注意一下你對眼前的食物
快要吃完了，是感覺有點失望，還是鬆了一口氣？
你甚至可以多花一點時間，細細品嚐最後一口。

　　當你準備起身離開或繼續吃下一道食物之前，
請你再度深呼吸幾次，回想之前碗盤裝滿食物的樣
子，以及現在沒有食物的樣子。注意比較一下你坐
下來吃之前胃部空空的感覺，以及現在胃部填滿的
感覺。藉由注意這些，注意到諸事總是在變化中，
凡事皆有開始和結束；歷經時日，你的心智往往能
夠體驗到更大的自在感。

* 你也可以在 headspace.com 或 Headspace app 找到
　這個小練習。

行走時的頂空

　　你是否有過這樣的經驗：你走在一條街上，幾分鐘之後，你發現自己已經走到這條街的盡頭，但你不確定是如何走到這裡的？這是一種常見的經驗，這種經驗帶來了一項疑問：如果你走在街上，並未專注於當下，那麼你在哪裡呢？答案幾乎可以肯定：你深陷於內心的各種思緒裡。當然，任由心智漫遊有時是好事，很多人說，當他們讓心智漫遊時，他們最富創造力。當你外出走動時，腦海裡的胡思亂想有多愉快或多具生產力，只有你自己知道。走在街上，心思漫遊，通常沒什麼嚴重的牽連性，但是這種情況可曾發生在你開車時？突然間，你發現自己沿著一條熟悉的路開了幾英里，卻沒有察覺？這既奇怪，又嚇人；奇怪的是，我們竟然能夠如此心不在焉，嚇人的是其可能嚴重的後果。不過，會發生這種事，其實有十足原因，而且比你想像的還要顯然。

　　行走是一種不需要什麼專注力的固有習慣動作，幾乎變成一種自主行為，我們很容易在不知不覺間陷入半意識的行走狀態──雙腿行動，但心智卻在想著別的事，可能是在想原本已經在心上的事（不管大事或小事），或是外在事物或街上其他人觸發的新思想。如果你生活在繁忙的都市，或是擁擠、活動很多的地方時，更常發生這種情形。

　　注意到這些東西沒什麼不好，事實上，從正念的觀點來

看，甚至可以說這是一件好事，因為這意味著你暫時在思想
領域之外。問題出在，一旦你和吸引你注意的東西互動、開
始思考，並且圍繞著它創造出故事時。例如，有輛車呼嘯而
過，使你想到你不喜歡生活在繁忙的地方，開始夢想你可能
喜歡住在怎樣的地方。或者，你看到商店櫥窗展示某樣東
西，心想若能擁有這樣東西，該有多好？這又使你想起你的
財務困難。不論是什麼因素導致你的心智游移，就是使你離
開了當下，脫離了生活的即刻體驗。有時候，彷彿我們太忙
於回憶、計畫和分析生活，以至於忘了體驗生活——實際的
生活，不是我們認為「應該如何」的生活。

　　跟絕大多數的練習一樣，有兩種方式可以訓練心智在行
走時專注於當下。第一種是正規方式，我稱為「行走冥想」，
做得稍微慢一點；另一種訓練方式是更廣泛地實際在日常生
活中的行走應用正念。你不必兩者都做，很多人直接進入後
者，因為不必刻意抽出時間練習，我們每天大概都會走很多
路，只要在日常行走中用不同方式引導你的心智就可以了。
在這個小節後面的練習 8，我結合了兩種方法，建議你，如
果你有時間的話，一開始先放慢速度練習看看，就算是一、
兩次也好，讓自己對這些技巧獲得比較好的感覺。此外，在
公園或安靜的街道上練習，而不是在繁忙的市區中練習，可
能會更有幫助；這就好像在游泳池中學游泳，而不是在海裡
學游泳一樣。

宛如喪屍

在澳洲停留的期間，我有幸在藍山（Blue Mountains）的一座靜修中心待過一段時間。這座靜修中心位於優美的鄉間，旁邊有個居民甚多的小村莊，比丘、比丘尼和一般民眾都可以使用。澳洲不是佛教國家，這座靜修中心主要是用當地斯里蘭卡和緬甸社群的捐款興建的，他們甚至為來到這裡靜修的人供應最棒的現煮食物。一位來此靜修的男士被問到在這裡靜修的感想時，如此回答：「進餐之間的時間相當難熬，其餘的部分則是棒極了！」這裡奉行緬甸的僧院傳統，非常重視正規的行走冥想，人們通常被傳授如何在靜修中心內做行走冥想，但是因為這座靜修中心占地甚廣，風景太優美了，大家往往會到戶外做行走冥想。

你可能得親眼看到，才能了解那幅景象。我姑且這麼說好了，那景象看起來跟精神病院滿像的。不論我往哪裡看，都有人照著學到的指導，非常、非常緩慢地前進與後退行走。因為他們被教導要目視前方，不和任何人的目光接觸，當然也不能和任何人交談，這使得整幅景象看起來更誇張。

很多來這裡靜修的人非常喜歡這個練習，因為不必待在冥想殿裡，不必盤腿打坐一個小時，可以在戶外享受陽光。對許多人而言，比起坐式冥想，行走冥想似乎提供了更大的放鬆與空間感。這其實是有十足原因的：大多數的人在開始

練習冥想時，通常會覺得很難拿捏好應該投注多少心力，太過努力，冥想時會感覺不安適；不夠努力的話，很容易就會睡著。一般來說，行走冥想的空間感自然比較大，因此在學習冥想之初，很多人覺得行走冥想舒服多了。但我必須在此強調一點，不應該考慮以行走冥想取代坐式冥想，兩者皆有益處，但坐式冥想有其特別的重要性。

在澳洲的這座靜修中心，所有靜修學員收到的嚴格指示是，只能在靜修中心內練習行走冥想的技巧。但我們人類對於聽從指示不一定總是做得很好，果不其然，午餐後有三、四名學員決定到靜修中心外頭去拓展視野。請你想像一下，你住在一個秀麗的山間小村莊，街坊鄰居全都認識彼此。有一天，你望向窗外，欣賞風景，然後你注意到對面的馬路上，有個男人穿著休閒服，像慢動作般緩慢行走，眼睛直視著前方，完全無視於站在窗邊的你。然後，你看到另一個，這次是個女性，就在第一個男人後面沒多遠，這兩個人看來似乎在比賽誰走得最慢。接下來，又來了一個，然後再來一個。這些人，你全都不認識，他們看起來模樣相同，彷彿失神了，就像沒有力量把手臂伸直的喪屍。

如果你看到這幅景象，絕對有理由感到不安；事實上，若你是有焦慮傾向的人，可能會開始恐慌。所以，毫不令人意外，某位當地居民有天看見這幅景象，決定打電話給警察，她認為那座靜修中心裡頭一定施行了某種洗腦術，使人

們在半昏迷的狀態下漫遊到街上。現在，當地警察堪稱全澳洲警察局中最了解行走冥想的警察。

　　這個令人發噱的小故事，引出我要強調的一個重點：縱使是正規形式的行走冥想，也不該機械化地去做，你只要自然地行走，步調稍微放慢一點。若你是在僧院或靜修中心裡面練習行走冥想，那麼你的步調可能非常、非常緩慢，但還是一種相當自然的動作；你知道如何走路，不需要思考。但不知道什麼原因，有些人就是忍不住會思考整個過程，而非只是去覺察，就像有些人在靜坐冥想時，忍不住會過度思考應該如何呼吸。當你刻意思考時，就會開始顯得很奇怪，所以不要刻意用什麼特別的方式行走，如常走路就可以了。其實，你大概會以平時走路的速度做行走冥想，而且可能會邊走邊和某人說話，這可以使你保持自然風格。我鼓勵各位，一旦你熟稔練習 8 之後，就可以將焦點放在日常生活的行走正念上。

　　前來我們診所的人，不論是因為高血壓、失眠、成癮、憂鬱症，或是任何其他原因而來，全都會學習如何把冥想和正念原理應用在行走上。若你希望用冥想來幫助你的一整天，我再怎麼強調行走冥想的重要性都不為過。很多人在剛嘗試行走冥想時，幾乎都會說這感覺超現實，一個很常見的說法是：「我感覺彷彿我在日常生活中，但又不是其中的一部分。」但他們同時也會承認其中的矛盾，表示自己感覺不

再與周圍的世界那麼隔閡了，更加覺察自己和世界相互連結。其他的感想還包括，他們覺得一切變得生動鮮明，行走冥想使他們感覺「有活力」。如果我們可以暫時擺脫各種思緒，時間長到足以注意、賞識我們生活周遭的豐富性，那麼跟平常沉浸、迷失於各種思緒時的枯燥乏味感相比，我們無疑會感到相當有朝氣。

練習 8：行走冥想

當你開始行走時，注意你的身體感覺如何，重或輕？緊繃或放鬆？先別急著回答，花幾秒鐘的時間覺察你的姿勢和你的行動。

　　不必刻意改變你走路的方式，只要觀察你走路時的感覺就好。就跟呼吸一樣，走路是自發性的動作，你連想都不必想，只要花片刻時間去觀察、留意即可。在你這麼做的時候，可能會感覺有點不自在，這是相當普遍的情形，但這種感覺通常很快就會消失。

　　雖然你不必思考行走的過程，但你必須覺察周圍的環境。因此，當你在做這個練習時，請留意路上的車子、其他行人、道路號誌等。

　　首先，請注意你看到的周遭景象，例如行經的路人、商店櫥窗的展示品、車子、廣告，以及其他種種你預期會在繁忙都市中看到的東西。若你生活在鄉間，那麼你在行走時看到的可能是原野、樹木和動物。請你注意各種顏色和形狀，注意物體的移動或靜止，不需要思考你看到的東西，只要觀看、認知即可，請你用約莫 30 秒的時間來做這件事。

　　接下來，把你的注意力轉向聲音 —— 你聽到什麼？也許是你的腳走在人行道上發出的聲音，或是汽車行經的聲音，或是樹上的鳥鳴聲，或是人們交談的聲音。同樣請你不必思考，只要花片刻的時間覺察這些背景聲音即可，彷彿它們只是在你的覺察領域中來來去去，請你也用約莫 30 秒的時間來做這件事。

　　然後，把你的注意力轉向氣味，同樣花 30 秒的時間。有些氣味可能令人愉悅，有些氣味可能令人厭惡，你可能聞到香水或刮鬍泡的氣味、汽車的廢氣和汽油味、食物和飲料的氣味，或是除完草和植物的氣味。注意你的心智如何慣常使用每種氣味來創造故事，以及某種氣味如何令你想起某個地方、

某件事或某個人。

　　最後，特別留意你身體的感覺，也許你感受到和煦的陽光、涼爽的雨水、一陣冷風吹來的感覺、腳底踩地的感覺、雙臂自然擺動的重量感，或是肩膀緊繃或膝蓋老毛病帶來的疼痛感。請你花大約 30 秒的時間觀察你身體的感覺，不需要思考那些感覺。

　　在你繼續行走時，不必刻意阻止任何感覺進入你的覺察領域，只要注意它們來來去去，覺察一種感覺總是被下一種感覺取代。回想第 1 章的「道路」類比，不同顏色的車子來來去去，行經你的身旁；唯一的差別是，你現在正在行走，而不是坐在路旁觀看。

　　等到一、兩分鐘之後，請你輕輕地把注意力轉向身體行動的感覺。注意你的體重如何從右邊轉移到左邊，然後又從左邊轉移回右邊，通常都是以相當穩定的節奏如此左右轉移著。請不要刻意調整你的行進速度，或是以特定步調行走，除非你是在公園或你家這種安靜的地方練習。請你像平常那樣走路就好，觀察你習慣的走路方式和節奏。在你做過這個練習之後，將來你可能會選擇稍微走慢一點。

　　請你感受走路的節奏，以及腳底踩地的感覺。一旦你發現自己開始分神，請將注意力移到這兩項；這就像你在靜坐冥想時注意呼吸吐納一樣。

　　不必刻意聚焦，甚至試圖排拒周圍的人事物。請用開放的心態，對待你周圍發生的事。當你發現你開始分心了，只要輕輕地把注意力帶回身體的行動，以及每一步腳底踩地的感覺就好。

　　現在，由於你變得更專注於當下，更富有覺察能力，你的心智習慣（你平常的思考方式），可能也會變得更明顯。我們太常深陷於各種思緒，很少注意我們對這些東西的反應。例如，當紅燈打斷行進節奏時，你感覺如何？覺得不耐煩，很想繼續往前走嗎？還是，你發現自己正在卡位，準備等等快速通過？或者，你可能感到放鬆，因為剛好有機會可以休息一下？

　　你可以把這些行走冥想的技巧分成好幾段來做，這樣可能會很有幫助。比方說，如果你必須從 A 地走到 B 地，這段路大概需要走 10 到 15 分鐘，你可以分街道來練習。在每一條街道的開始，請提醒自己你的行走意圖，別分心，直到走完這條街。一旦

你發現心智游移了，就輕輕地把注意力移到腳底踩地的感覺上。當你走完這條街，請從頭開始，彷彿每一次都是新的練習。這種分段的方式，將會使你覺得更能夠應付。

若你有幸毗鄰公園、溪流或某種令人愉快的戶外空間，那麼外出在那些環境中練習行走冥想也是相當不錯的。在這類環境中，令人分心的外部事物遠遠較少，很可能改變這個練習帶給你的感覺，也有助於你覺察你的心智在這些不同環境中的不同運作方式。

* 你也可以在 headspace.com 或 Headspace app 找到這個小練習。

運動時的頂空

你有多常在運動時發揮你的最佳能力？不論是在健身房鍛鍊你的身材，或是和朋友一起踢足球、在公園慢跑、在山上滑雪、做瑜伽、游泳、騎自行車，或是參加特定類型的運動比賽，你有多常在結束時心想：「哇，這次真棒！」

　　當然，很多人有嚴格自我要求的傾向，但縱使是這樣的人，當他們發揮了最佳能力時，他們也會知道。那是一種「得心應手」或「就是這樣！」的感覺，彷彿所有條件具足，使你能有這種最佳水準的表現。在那些時刻，你會感到十分樂意、自信和高度專注。奇怪的是，就算在這些情況下，對體能的挑戰通常都十分嚴苛，卻常常令人有種不是那麼費力的感覺。在冥想中可以發現許多這類特質，這並非純屬巧合。

　　觀察那些發揮最高水準的職業運動員，你會注意到他們有很多時間處於「得心應手」的狀態。當然，他們有時會進出這樣的狀態，但是當他們處於最佳能力表現時，全世界彷彿沒有任何東西能夠干擾他們。這種聚焦方式並非向內聚焦，把周圍所有的聲音和景象阻絕在外，而是能夠清楚覺察本身的體能條件和身體動作，在周圍變動的環境中掌握完美的平衡。他們掌握完美平衡的，不只是專注力，還有付出的心力。這不是說，他們總是拚命挑戰自己的極限，而是可以妥善維持在一種持續的自然狀態，動作如行雲流水般順暢，彷彿比別人投注更少的努力，表現卻遠遠更好。

　　當然，有些人對某些運動具有獨特天賦，天生表現就比較好。或許，比起站上溫布頓網球錦標賽的舞台上，你更有興趣把接下來要介紹的這項冥想技巧，運用在你家附近健身房的跑步機上。但是，觀察這些卓越運動員的表現，可以學

到很多有關冥想在運動領域的實用性與可扮演的角色，特別是在努力程度方面。

在我看來，最能闡明這件事的影像，是電視上以慢動作鏡頭重播的百米短跑畫面。你可以在這些慢動作鏡頭中，清楚看到選手每一部分的身體移動。領先的跑者看起來通常都很鎮定，他們臉頰的肉上下左右晃動，那一刻，他們體現了在聚焦與放鬆之間掌握心智的完美平衡。你仔細看那些在後面苦苦追趕的跑者，當他們認知到大勢已去時，通常會愁眉苦臉。愁眉苦臉是因為他們知道已成定局，當他們更努力想挽回頹勢時，臉部便緊繃了起來。

你在日常生活中應用正念技巧時，不妨可以思考一下，你對某件事付出了多少心力？當然，我不是指百米短跑，而是一些簡單的尋常事物，例如開關門、擦拭工作檯、握住方向盤、關水龍頭、刷牙等。請你開始留意，你在平常的生活中，對這類事物投入多少心力？可以確定的是，你對日常生活的用心程度，幾乎一定會反映在你的冥想練習中。

身心是不可分的，當我們的心智專注於當下，我們的身體也出現在當下。當我們保持心智聚焦，我們也保持身體聚焦；當我們的心智放鬆時，我們的身體也會放鬆。這些話聽起來好像再簡單也不過？但是，你有多常把這些概念應用在平常的運動習慣裡？無論你是想要增強自律，提升心理素質、空間感或專注力，或是做好疼痛管理，或者改善你在壓

力下的表現，全都仰賴你的心智。

　　如果你的心智能夠專注於當下，保持警覺、高度聚焦，同時保有輕鬆自在感，你一定能夠看到進步。如果你的心智開始游移，思考你昨天的一段談話，或是思考朋友下個月過生日要買什麼禮物送給他，你怎麼可能會有最佳表現？跟行走冥想一樣，運動冥想不需要你特別抽出時間，如果你平常已經養成某種運動習慣的話，這能夠為你提供練習覺察的另一個機會。當然，你如果能在過程中改善身材或體能，更是好事一件。

頂禮／大禮拜

　　我在一座僧院受訓時，在為期一年靜修的頭八週，我們每天必須用一整天的時間，做一種動作相當大的冥想。這種冥想名為「頂禮／大禮拜」（prostration），必須從站姿轉換成俯躺，再恢復成站姿，如此循環不已，有技巧地將身體動作、語言和心智結合一致。

　　大禮拜通常必須在光滑的地面上做，以便在俯躺時，將雙手完全向前延伸。為了輔助完成動作，雙手通常會配戴用具（如手套），使你的雙手更容易向前滑伸。當身體在做這些動作時，你必須複誦一段相當長的藏語經文，有時感覺像繞口令，必須重複背誦，速度要快到能夠配合完成一次大禮

拜的動作。同時做這兩件事，就像一邊用一隻手拍你的頭，一邊用另一隻手以畫圈方式按摩你的肚子，但還不只這樣。

在做大禮拜時，你的腦海必須想像一幅相當複雜的景象——很多人用各種姿勢坐著，穿著不同的衣物，手持不同的物體，你必須全部記得這些，然後在腦海中想像。沒錯，你的身體必須站在地上、俯躺、起身，嘴裡必須一再複誦經文，同時在腦海中想像這些畫面。你的身體動作、語言和心智，全部調和一致，至少概念上應該如此。但是，我在學習做大禮拜時，經常發生的情況是，我的身體動作和誦經能夠做得很好，幾乎變成習慣，但我的心智會分神去想別的東西。有時候，我的想像部分做得很好，但會突然意識到我的嘴巴在亂唸一通，根本不像我背誦過的經文。有時候，我太努力專注在心智層面，沒有注意到身體動作，導致我的臉重重趴在地上；大力往地上一趴，真的很痛。

練習得愈多次，我便開始發現一種模式：如果能在聚焦和放鬆之間掌握好平衡，這項基本上算是相當激烈的冥想練習，做起來可以感覺毫不費力。可以說，這種冥想是在對身體、語言和心智進行等量覺察。如果沒有拿捏好平衡，這三項就會有一、兩項做得不好，此時當然就不可能毫不費力，我彷彿走入糖漿裡辛苦掙扎，更努力不但完全沒用，反而更糟，令人更掙扎。

過了幾週，我開始掌握到如何在任何一天都能讓心智有

最佳運作──何時努力一點，何時放鬆一點。我的心智也變得更樂意配合，漸漸習慣這種新的聚焦方式，逐日減少抗拒。當然，我的心智有時還是會游移，但我更容易發現它游移了，然後把注意力帶回到身體動作、正確誦經，以及我們學習想像的景象上。這些改變似乎出現在當我比較不聚焦於結果、更專注於當下時，若你也對你喜愛的運動這麼做，不但能夠看到你的運動成效進步，你在運動時也會感覺到更享受、更自在。

接下來的練習名為「跑步冥想」，如果你不喜歡跑步，也請不要因為名稱遲疑，這些原則同樣適用於騎單車、瑜伽、游泳等其他運動。前文已經學過行走冥想，把類似的原則應用在跑步上，是最自然的轉換。學習如何在運動時更專注於當下，對動作重複、不直接與他人競賽的運動來說，做起來比較容易。所以，像游泳、騎單車、跳舞、跑步、打高爾夫球、滑雪、瑜伽之類的運動最理想。若你從足球、籃球、曲棍球之類的運動起步，雖然也沒什麼錯，但是比較容易陷入舊習慣模式，例如可能拚命奔跑或用力過了頭。

就像走路和吃東西對很多人來說，已經變成非常習慣性的動作，跑步也是。這當然有好處，當身體動作變得非常熟悉，熟悉到不大需要高度專注力時，很容易進入半意識的狀態，而跑步經常如此；但也因為這樣，心智很容易游移。所以，你在跑步時容易分神，不論那些思緒是否和跑步有關，

都是很正常的。但是，要確保自己發揮最佳的運動效能，唯一的方法就是擺脫那些思緒，讓身心結合聚焦於高效運作。你不必刻意避開思考，只要把注意力聚焦在跑步的過程、節奏和感覺上，當你發現自己分心了，只要輕輕地把它帶回到聚焦對象上即可。

練習 9：跑步冥想

在你準備外出跑步之前，請試著體認一下你現在的感覺，你在想什麼？你感覺有點焦慮、有自信，還是沒什麼特別的感覺？如果你有時間、也有意願的話，可以先坐下來幾分鐘，讓心智沉澱一下，才出去跑步。如果你每次都這麼做，可能會開始注意到能夠幫助你反應更有技巧的某種模式。

在你更換跑步服飾時，請開始注意你身體的感覺。或許你上次跑步導致的雙腿痠痛沉重感還在，或許久坐在電腦前導致你肩膀緊繃，也可能你大致上覺得很輕鬆。跟靜坐冥想一樣，這個過程只是去覺察你的感覺，別帶有任何評斷或做出任何分析。

在你起跑前，請做幾次深呼吸，這可以幫助你聚焦，更有踏實感。請用鼻子吸氣、嘴巴吐氣，等你

開始跑步之後，就恢復成你覺得最自然的呼吸方式。起跑前，請至少做四、五次深呼吸。

跑步時，請對你周圍的環境保持敏銳覺察，把注意力聚焦在你的身體上。你在移動時，有什麼感覺？肌肉對動作的反應如何？特別留意熱身之後，你的呼吸如何快速改變。一如所有的冥想練習，什麼都不必做，只要覺察即可。

也要留意一下你的心智反應，它感覺愉快，好像暫時「擺脫」了家裡或工作嗎？你的雙腿獲得適當伸展，呼吸到新鮮空氣了嗎？還是，一想到等等繼續跑下去會覺得辛苦，你就感到有點焦慮？你的思緒呢？你回想起不少當天發生的事，並且開始設想明天要做的事了嗎？或者，你感到很平靜，因為體能活動令你覺得很舒服？

當跑步進入穩定狀態之後，請開始注意你建立的跑步節奏。這樣的運動節奏令你感到舒服嗎？你的身體感覺如何？雙腿使用的力道均衡嗎？你的手臂感覺如何？肩膀感覺如何？身體有沒有哪個部位感覺緊繃？如果有的話，你已經從前面的練習學會怎麼做了——只要觀看、覺察，別試圖擺脫，你可

能會發現，在覺察的過程中，緊繃的部位自然獲得舒緩。

　　如果你跑步是為了樂趣或保持身材，積極覺察周圍的人事物會有幫助，例如其他跑者、汽車、公園、操場、建物，或是任何你經過的東西。很多人每天都跑同樣的路徑，卻對周圍環境有什麼不大清楚，極少關注周遭。這種向內看的傾向，使我們變得沉浸在各種思緒中。還記得「溫和的好奇」這項技巧？你不必密切注意周圍所有的人事物，但可以對引起你注意的東西產生興趣。

　　由於你變得更專注於當下、更加覺察，當你在跑步時，你的思考方式（你的心智習慣）可能也會變得更明顯。你在跑步時，傾向對自己嚴格或仁慈？你的心智本能地朝向何處？比較向內側重思考，還是比較向外注意身體的感覺？你是否感覺到強烈的自信或自我意識？在做這個冥想練習時，你可以開始注意這些事，也請你注意你的身體何時開始對跑步過程產生反應、何時釋出腦內啡，何時開始覺得自己所向披靡，彷彿可以一直跑下去（如果你跑步會出現這個階段的話。）

　　不過，當你變得更加覺察時，也會有「問題」，那就是你不僅變得更能夠覺察到愉快的感覺，也更能夠覺察到不愉快的感覺。但是，運用得當的話，就算是不愉快的感覺，也能夠產生好的影響。因此，別試圖逃避身體的不適感，試試看當你把注意力放在這些感覺上時，會發生什麼情形？你可以試著這麼做：彷彿你和痛苦不可分，所以盡量不要想「我和我的痛苦」，而是純粹體驗痛苦，這麼做的結果可能會令你感到驚奇。

　　跑步時，不論你感到呼吸急促、胸悶、大腿疼痛，或小腿抽筋，都可以當作跑步冥想的冥想支撐物或冥想標的物。起初，你注意到疼痛，本能反應會想要抗拒、擺脫，此時你通常會有一番心理戰，努力想要克服，或是忽視或設法抑制。當然，你必須清楚自己的體能、尊重你的身體，在必要時採取適當行動；但是，若你覺得還能夠撐下去，不會造成任何持續性傷害的話，你可以試著持續體驗那些不適感，彷彿你滲入那些感覺一樣。這聽起來有點違反直覺，但這個方法有其效用，當你愈靠近、充分體驗，甚至鼓勵這些不適感，平常的習慣性動能

就會完全改變，你感受到的痛苦通常得以紓解。

但如果你跑步的原因比較認真一點，甚至是為了比賽，那麼你可能會偏好純粹聚焦在跑步的過程和技巧上。在這種情況下，就像行走冥想一樣，請你留意腳底踩底的感覺，這是比較有用且受歡迎的冥想標的物。你的跑步節奏也許令你感到很放鬆，它也是一個明顯且穩定的聚焦點。

不論你的聚焦對象是什麼，請試著以「輕觸」和放鬆的心態進行跑步冥想，就算你努力想要縮短你的跑步時間，仍然建議你別太過用力去跑。這聽起來或許令人覺得奇怪，卻是很常見的現象──你愈努力，就變得愈緊繃，這樣反而會讓你變得愈慢。你甚至可以把這件事當作跑步的焦點，留意你挹注了多少力量，並且觀察這如何影響到你的跨步。

不論你是為了什麼目的跑步，純粹是為了樂趣或是更認真性質的原因，你都可以把這個練習分成好幾段來做，做起來會更容易。有些人覺得最好的聚焦方式是留意每一個步伐，也有人覺得分街道或里程數聚焦比較方便，還有一種流行的方式是分每十個跨步、二十個跨步或一百個跨步為一個單元，這

有點像在計數呼吸吐納，有助於防止心智漫遊。不過，顯然你聚焦的距離愈長，就愈難記得這些冥想原則，所以你應該建立規律性的檢查點，看看你在跑步時是否全程專注於當下。

* 你也可以在 headspace.com 或 Headspace app 找到這個小練習。

睡覺時的頂空

你是否曾經納悶為何晚上頭一躺上枕頭，思緒就開始活躍起來？我常聽說這種現象稱為「失眠」（我們總是喜歡對事物貼上標籤），但如果這種情況偶爾發生的話，也許稱為「人類」會更正確。

這種體驗有趣的一點是，它其實並非總是像表面上看起來的那樣。晚上躺在床上，遠離種種令人分心的外部事物，這跟冥想的開頭有點像。突然間，只剩下你和你的思緒共處，你一整天太忙於和其他人互動或做事，以至於這些思緒在你的腦袋裡不過是背景噪音，雖然你可能模糊覺察到這些背景噪音，模糊覺察到這些思緒來來去去，但其中許多思緒

可能未被認知到、未被處理。到了晚上，你不受干擾、寂靜地躺在床上，那些思緒自然變得明顯起來，這有點像我在第1章描述過的「道路」，當你取下遮眼布的那一刻。那麼，這種一躺上枕頭就思緒洶湧的情況，有方法可解嗎？當然有，但在學習睡眠冥想之前，先充分了解一下日常生活心智的運作情況，會很有幫助。

假設你今天工作忙了一整天，回到家隨便吃點東西，看看電視節目，或是用一下電腦。在看電視的時候，你可能覺得還不錯，就這樣一直看著節目。後來，等到上床準備睡覺，你突然感到很疲倦、煩躁，或許你在想著某件事，或者只是靜不下來，思緒一個接著一個飄過。當然，這也可能只是反映你的生活型態、你的日常選擇、不規律的睡眠時數、生理時差，或是你可能攝取了什麼刺激物。不論什麼原因，當你的心智累積了大量的動能之後，可能要等好一陣子，你的心思才會沉澱下來。準備就寢時，我們當然希望心思能夠立刻靜下來，當它們還是一直躁動不安，我們就會感到失望、沮喪、憂慮或煩躁，彷彿愈是叫頭腦不要再想了，腦海裡就浮現愈多思緒。

這不只是你的想像力在超時加班，從邏輯上來說，若是你對自己睡不著這件事開始想了起來，那等於是創造了更多思想。因為你投入心力，想要快點入睡，所以你創造了緊張。就跟冥想一樣，你愈是抗拒那些思想與感覺，就創造出

更多緊張，你的身體會感受到這些緊張。通常，你內心的談話在此時開始：「奇怪？好像睡不著……也許，我該翻個身，試試看另一邊……哈利今天幹嘛說那些話……他是不是想說什麼？……再翻個身好了？……別想了！必須睡了……糟糕，我又開始想別的事了……為什麼我的腦袋一直轉個沒完沒了？啊，居然這麼晚了……我一定睡不著了……這跟上次一樣……我明天會很難熬……完了！明天還有一場重要會議……到時候一定很慘……一定會很難看……奇怪！為什麼我就是無法停止這些思緒？好吧，放輕鬆一點，不要再想著要趕快睡著這件事……但我就是忍不住呀！……也許我該起床……看看書好了……別再想了！……啊，我的腦袋為什麼這麼忙？」

在大白天回想這段過程，你可能會覺得很好笑，但如果這發生在晚上，肯定不是什麼好笑的事。你可能會對自己無法控制思緒感到憤怒，甚至擔憂這些思緒會無止境延伸下去，害你一整夜失眠。你可能因為預期明天會感到非常疲憊而憂心忡忡，甚至擔心自己的身體有問題，這些反應都很正常，也不是只有你有這種體驗。很顯然，白天愈忙碌、愈緊張，晚上愈可能發生這種情形，但有時這也可能變成一種習慣，和日常生活的事務沒有太大關係。無論如何，這是行為問題，不是生理問題，所以是可以改變的（我假設如果你很擔心這種情況，大概已經諮詢過醫生。）改變的途徑有兩

種：一、改掉你抗拒的習慣；二、用更正面的新方式來對待你的思想與感覺。多年來，我一直嘗試這兩種方法，有一種情況是這種技巧特別有用的。

俄羅斯警察

當我飛抵莫斯科的機場時，我實在無法預料會發生什麼事，我聽過很多關於這座城市和俄羅斯的資訊，但我不確定有多少可信。當時，莫斯科的一些住宅公寓大樓，在夜間被隨機瞄準炸毀，俄羅斯政府指控車臣恐怖行動，車臣政府指控俄羅斯陰謀製造入侵該國南部的理由。不消說，空氣中瀰漫焦慮感，人們開始用不同方式看待周遭的人，尤其是對外國人或來自俄羅斯其他地區的人，但不是說人人都可疑，而是人人都覺得有責任留意任何奇怪的活動。蘇聯時代，每棟公寓大樓都有一位老太婆坐在大樓前方監視大樓內部的所有活動，在公寓大樓被炸期間，這種傳統在所有大樓全面恢復，老太婆擔任守望人，一有任何不尋常的事物，就向警方舉報。

由於我抵達時已經很晚了，接機的女士把我送到公寓大樓，約好翌日早晨前來接我。我根本沒有注意到，當我走上階梯時，有位老太婆站在窗戶前窺視我。在我抵達公寓時，因為我太疲憊了，什麼都沒做，只從行李箱中取出幾件簡單

物品。不管我旅行到哪裡，第一件事就是會布置一個可以做冥想的小區域，這已經變成一種老規矩了，我想，這只是反映了我當年把做冥想視為我的優先要務，因此我在進入這間公寓之後，就快速地把一層架子擦乾淨，拿出幾件簡單物品，以及幾張我老師的照片，把我做冥想時會使用到的坐墊，擺在這層架子前方的地板上。但我知道，如果我當時坐在那裡冥想的話，一定會睡著，所以我決定先上床睡覺，隔天早上第一件事再來做冥想。就這樣，我其他的行李都還在箱子裡，我連床鋪都沒整理，脫了衣服就上床睡覺。

　　時間真是奇妙的東西，我搞不清楚自己到底是睡了五分鐘或五小時，一群男人的叫喊聲和撞門聲把我吵醒了。當時，我在半夢半醒之間，不大確定自己身在何處，步伐蹣跚地走向前門，疲倦到甚至沒有意識到自己只穿內褲，也沒想到先透過門眼瞧瞧來者何人，就解開門栓打開門……然後，我立刻就清醒了。有四名警察舉著大型槍械，一邊大聲吼叫，一邊衝進公寓，他們講的話，我一個字也聽不懂。他們也不會英語，顯然對什麼感到很興奮，但肯定不是好事。其中三名警察逐一搜索我下榻的公寓房間，翻箱倒櫃，另一名警察舉著槍站在前門，擋住我的出路。

　　當這些警察發現我的公寓內，並未如老太婆舉報的那樣充滿炸藥，稍微放鬆了點，但也只是一點點。他們繼續大聲說話，我瞄了一下時鐘，深夜十二點半。所以，在他們抵達

前，我只睡了不到半個小時，但我可以發誓，我感覺睡了更久的時間。他們要求我出示護照、文件、工作證明，把它們一一擺在餐桌上檢查。此時，我還是只穿著綠色內褲，站在一旁心想：「嗯……有人來你家，坐在你家餐桌旁，你該做什麼？喔，泡杯茶給他們喝吧。」所幸，我身上還有一些糧食，於是我走進廚房，匆忙泡茶。出來時，一名警察注意到我布置的冥想區，問道：「啊，空手道嗎？」他邊說邊比出姿勢。我實在不知道該如何回答，便說：「呃……其實不是，這裡是當沒有警察舉著槍到處跑時，我打算坐下來冥想的地方，」我禮貌微笑點點頭。

這些話似乎大大取悅了這些男人，他們開始大笑，彼此互開玩笑。他們到底是在嘲笑我呢？還是跟著我笑？這很難說。但是，光是看到他們笑，這樣就夠了。然後，他們開始指向很多東西，顯然是在問問題。其中一名警察甚至指向我的褲子，這令我感到有點困窘，因為我不知道他們到底在問什麼。過了一會兒，我終於明白，他們是在問我空手道練到幾段了？順著他們的玩笑話，我也開玩笑地指向黑色的椅子，這令他們感到很興奮，示意我比畫一下空手道功夫。我試著解釋，我只是在開玩笑，但是他們聽不懂，於是我就半裸著身體開始比手畫腳，試著表達我現在真的很累了，剛歷經長途飛行等。最後，這群男人終於放棄，知道他們看不到劈磚或踢破門的表演，便離去了。

　　「歡迎來到俄羅斯！」我躺回床上時心想。此時，已經過了凌晨一點，但經過剛才一鬧，我徹底清醒了，腦袋裡千思萬慮，體內的腎上腺素仍然沸騰著。我知道我很疲倦，需要睡眠，但我就是睡不著。各種思緒充滿了我的腦袋——警察、公寓爆炸、我在俄羅斯的新生活……我也清楚意識到，明天一早我得和未來幾個月要共事的許多人會面，第一印象很重要。我就這樣躺在床上，各種思緒翻騰。若這種情況發生在我還沒接受冥想訓練之前，我肯定整晚失眠，但我已經學會如何應付這種狀況，因此我的心智很快就開始鎮靜下來。

　　當我愈是能夠純粹觀看這些思緒，只是覺察它們一一流經我的腦海，我的心智就愈快平靜下來。我的心智一平靜下來，身體也開始感覺沒那麼激動了。我知道，再多的努力都無法強迫自己入眠，所以我把韁繩稍微放鬆一點，讓我的心智獲得更寬廣的空間。回顧前文提到的一些類比——馴服「野馬」、「藍天」，以及思緒如浮雲等，有助於增加你的視角和空間感；就我本身而言，「藍天」是很有助益的比喻。不過，舊習慣有時非常頑強，我不時發現自己在不知不覺間再度陷入過度努力，一旦我發現自己試圖施力時，就會立刻鬆開，過度努力的情形就會突然消失。當然，這種情形會復發，但每次都一樣，一旦我覺察、立即鬆開了，這種努力就無法建立任何動能；很快地，我開始昏昏欲睡，最終入眠。

　　接下來的練習 10，適用於所有形式的失眠，不論是無

法入眠、半夜經常醒來，或是早上太早醒來後無法再入睡。甚至你沒有發生前述任何情形，純粹只是想要擁有更好的睡眠品質，或是早上醒來時不想再覺得昏昏沉沉、精神不濟，都可以做做這個練習。這個練習是針對晚上睡前在床上做的冥想，不是要取代 Take10；你將會發現，天天做 Take10，同時也學會做這個練習，將是最佳組合。

　　許多人發現，光是做 Take10，不必在晚上睡前做其他冥想，就已經改善睡眠品質。科學研究似乎也支持這點，多數要求參與者在白天（而非晚上）練習冥想和正念來改善失眠的試驗，都獲得同等顯著的效果。所以，從這個角度思考——讓心智二十四小時都健康，而非只是瞄準夜間心智安寧，會是更有益的想法。

　　練習 10 設計成大約需要花 15 ～ 20 分鐘的時間，如果你在練習過程中睡著了，顯然無所謂。事實上，這個練習做到一半就睡著了是很正常的，並不會影響到這個練習的長期益處。記得，這個練習的目的不是催眠，而是讓你在晚上提高對心智活動的覺察與了解，只不過它往往導致你入睡罷了。你或許會發現，下載這個練習的音訊版本，指導你做整個練習，會令你感覺更舒適、容易一點。經過幾晚，等到你對這個練習的相關步驟變得更熟悉、有信心，也許就不再需要音訊的協助了。

練習 10：睡眠冥想

上床前，請務必先使用過浴室，把門鎖上，關閉手機，做完你通常在睡覺前做的所有事。若你覺得在睡前為隔日做好準備是有幫助的做法，你甚至可以為明天早上做一些準備，或是列出你明天必須做的待辦清單。

做完這些、準備好就寢以後，請你上床蓋好被子仰躺著，就像你平常準備睡覺那樣。若你覺得頭墊著枕頭比較舒服一點，那就請你墊著枕頭。不管你平常是趴睡或側睡，做這個練習的最佳姿勢是仰躺，之後都可以翻身，恢復你的習慣睡姿。在你躺好以後，請你花點時間感受一下身體陷在床上的感覺，感受一下你的身體被床鋪支撐著，你已經抵達一天的終點了，沒有別的事要做了。

請你舒服地躺著，做五次深呼吸，用鼻子吸氣，嘴巴吐氣，就像先前的練習那樣。吸氣時，請你試著感覺肺部充滿空氣，胸部擴張。吐氣時，請你想像這一天的思想與感覺隨著氣息飄遠，身體所有的緊繃感也都全部消散，這有助於你的身心為接下來的練習做好準備。

步驟 1：首先，準備開始，請注意你的身心感覺。切記，就像放鬆這件事急不得一樣，入睡也是，所以這個部分請你慢慢來。如果你有很多思緒在腦海裡打轉，別擔心，這是很正常的，就暫時任由它們打轉。不論如何，別試圖抗拒這些思緒，不論它們有多麼紛亂、多麼令你感覺不適。

接下來，請你稍微更仔細覺察你的身體接觸點。把注意力移到你的身體和床鋪接觸，以及體重沉入床墊上的感覺。注意哪些接觸點的感覺最強烈——你的體重均勻分散嗎？你也可以注意任何的聲音或其他身體感官，當你試圖入睡時，聲音可能特別擾人。首先，請你辨識一下，這是不是你可以改變或掌控的聲音？接著，別試圖抗拒這些聲音，輕輕地把你的注意力擺在其上，注意這些聲音大約 30 秒的時間，再把注意力轉回到你的身體上。

然後，試著感受你身體的感覺。首先，了解一下你全身大致上的感覺。例如，你覺得身體重或輕，你整個人已經靜下來了嗎？請你用心智從頭到腳掃描全身，獲得更精確的感覺，靜靜觀察你有沒有任何緊繃或不適之處。如果你感覺到任何緊繃，你的

心智必然會被那些部位吸引，但你可以放輕鬆一點，因為你即將入睡，這個冥想練習有助於紓解那些部位。你可以掃描你的身體好幾次，每次大約花20~30秒，記得注意你感覺放鬆、舒適的身體部位，也注意任何你感覺不適的身體部位。

此時，你大概已經注意到呼吸的起伏感，如果還沒有的話，請你把注意力轉向你感覺身體起伏最明顯的部位。不要試著改變你的呼吸節奏，就讓你的身體自然運作。和 Take10 一樣，在這個練習中，沒有對或錯的呼吸方式，因此若你感覺呼吸更集中於胸部、而非腹部，不用擔心，只要注意你的呼吸是深或淺、長或短、規不規律就好。這不需要你花費太多心力，你只要覺察你的呼吸吐納就好。

若你的呼吸很淺，難以覺察，你可以把手放在你感覺起伏最明顯的身體部位，來回撫摸，觀察呼吸的起伏。請你就這樣觀看、覺察呼吸一、兩分鐘的時間，如果你開始分心，這很正常。當你發現你分心了，那一刻你就已經重回當下，你只需要輕輕地重新聚焦在呼吸上，乃至於身體的起伏感上即可。

你不需要計算這個部分的練習時間，當你覺得

好像已經過了幾分鐘之後，就自然地進入下一個步驟。

步驟 2：在這個部分，請你專注、有條理地回想這一天發生過的事。首先，請你回想今天起床後感覺清醒的那一刻，你還記得那時的感覺如何嗎？然後，彷彿你的大腦被按下緩慢的「快轉」鍵，你看著內心重播一整天的事件、會議和談話，你不需要仔細回想發生什麼事，只要回想大致上的情景就好，就像一系列的快照。

舉例來說，你可能回想起你翻身起床、關掉鬧鐘、走出臥室、沖澡、吃早餐、做冥想、出門上班、和一位同事打招呼等的畫面。請你花 3 分鐘左右的時間，回想從早到現在的這一整天。雖然一整天似乎發生過太多事，無法用幾分鐘的時間回想完，但是我剛才說了，只要大略回想即可，所以花個 3 ～ 4 分鐘就行了，不要超過這個時間。練習幾天之後，你就會比較習慣一點。

當你的心智開始重播這一天時，你將無可避免陷入一些思考，可能是回想起今天進行得非常順利的一場會議，你開始想起未來的各種可能性，或是回

想起你和老闆有個爭論，開始擔心後面不知道會發生什麼事。像這樣的心智漫遊是很正常的，但在晚上此時陷入新的思考顯然無益，因此當你發現自己分心了，請輕輕地把心智帶回到你開始分心的那個重播點上，繼續重播。

步驟 3：在你完成前述的回想步驟，一路回想到現在以後，請你把注意力轉回到你的身體上。把你的焦點放在左腳小趾上，想像你剛剛按下「關機」鍵，讓它休息了。你甚至可以在你聚焦於小趾時，在腦海中重複「關機」或「休息」這幾個字，彷彿宣布你全身的肌肉、關節、骨頭等全部關機休息，直到明天早上之前都不需要再用到。請你一個一個腳趾這麼做，腳趾做完之後是拇趾球，然後是足弓、腳跟、腳踝、小腿……一路往上，到髖部和骨盆。

接下來，換右腿了。但是，在你對右腿這麼做之前，請你花點時間注意一下已經被「關閉」的左腿和尚未被「關閉」的右腿的感覺有什麼不同。如果你曾經懷疑過這樣做能夠產生什麼效果，現在應該可以感受到不同。請你對你的右腿進行同樣的「關

機」動作，也是從小趾開始，一路向上到腰臀。

　　然後，請你繼續對上身軀幹做同樣的練習，包括你的手臂、手掌、手指、喉嚨、脖子、臉部、頭部，花點時間感受一下身體緊繃獲得解放的感覺，感受一下不需要使用身體做任何事的感覺，感受一下放棄控制的感覺。你現在可以放任心智漫遊，一個思緒接著一個思緒浮現，任由這些思緒隨意馳騁，直到你漸漸睡著。

額外練習（任選）：到了此時，你可能已經睡著了，那就請你好好地睡一覺吧！如果你還沒有入睡的話，也別擔心，不是你哪裡做錯了，別忘了前面說過的，這個練習的目的不是催眠，而是提高你在晚上對心智活動的覺察與了解。

　　如果你此時還未睡著，有兩條途徑可以選擇。第一就是讓你的心智繼續漂流，像平常一樣，讓它任意聯想，不須任何的控制或強迫。你可能會覺得還不錯，唯一的問題是，有些人會感到有點茫然，甚至感到不安。如果你也有這種感覺，那麼最後這個部分的練習，是更有幫助的另一條途徑。

　　請你從 1,000 開始倒數到 0。你可能會覺得這太

難了、有點太費力了，其實做得正確的話，這一點也不費力，而且是讓心智聚焦、使你漸漸入睡的好方法。在你倒數的過程中，不小心分神是很正常的，當你發現自己分心時，請你輕輕地把注意力帶回到心智開始飄走前數到的那個數字上，繼續倒數就好。

最後，重要的一點提醒是：在做最後這個部分的練習時，請你務必認真想要倒數到 0，不要把它當成數綿羊，把它視為保持心智聚焦、直到你的身心準備關機休息的一種練習。在過程中，不論你的腦海浮現什麼念頭，不論是不是跟入睡有關，都任由它們來來去去。你唯一的目的、唯一的焦點，就是試著倒數到 0。若你在倒數過程中，漸漸睡著了，那當然沒關係。

* 你也可以在 headspace.com 或 Headspace app 找到這個小練習。

研究發現

1. 冥想有助於自我控制。

研究人員探索正念的效果後發現，每天練習極短時間的

冥想，僅僅五天之後，實驗參與者流向大腦中幫助控制情緒及行為的區位的血流增加；完成 11 個小時的冥想之後，大腦的這個區位就已經發生實質改變。這或許有助於說明，為何先前的一些研究發現，正念有助於治療藥物上癮、菸癮和飲食失調症等問題。例如，其中一項研究發現，在練習冥想正念 42 天之後，狂食症的發作降低了超過 50％。

2. 正念有助於改善壓力下的表現。

賓州大學的神經學家研究，正念是否有助於減輕美國海軍陸戰隊員在高壓狀態下的心智表現失常，研究計畫主持人如此總結：「透過正念訓練來建立心適能（mind-fitness），可以有效幫助必須在極度壓力境況下保持頂尖表現的人，包括第一線應變人員、救援人員、創傷外科醫師、職業和奧運運動員等。」

3. 冥想能使入睡時間減半。

麻州大學醫學院的研究人員，發展出一種結合冥想技巧的有效助眠法。該研究發現，經診斷的失眠症患者使用這個方法之後，58％的患者失眠症獲得明顯改善，91％使用藥物助眠者減少了藥物用量，或是完全不再使用藥物。史丹佛醫學中心神經學家所做的另一項研究發現，練習正念僅僅六週之後，實驗參與者的入睡時間就比平常減半，原本平均需要 40 分鐘才能入睡，現在只要 20 分鐘。

4. 正念有助於應付工作截止時間帶來的壓力。

　　在幾項關於正念的實驗研究中，研究人員發現，接受正念訓練的實驗參與者，在練習僅僅四天之後，認知技巧出現了顯著的進步。在身心需要持續專注力的工作中，以及在有時間限制的高壓工作中，他們的表現明顯更好。在此，我僅舉出實驗研究專家提出的一項結論：「冥想組在所有有時間限制的認知測驗中表現尤其優秀……在實驗參與者必須一邊處理資訊，一邊感受時間限制導致的壓力的測驗中，受過短暫正念訓練者的表現明顯更好。」

5. 冥想有助於保持機靈與警覺性。

　　美國埃默里大學的研究人員進行實驗，比較冥想者與非冥想者的大腦和認知技巧。他們發現，在實驗控制組中，年齡較大的參與者的反應正確性和速度較差──這或許和你預期的一樣；但是，在冥想組中，這種認知技巧隨著年齡增長而減弱的情形並未發生。這些研究人員使用先進的大腦造影技術，發現冥想有助於抵銷大腦灰質隨著年齡增長而減少的情況，灰質減少是大腦退化導致訊息處理與反應速度變慢的主因之一。

第 4 章
實用建議

　　這句話雖然之前已經說過了，但值得重複一次：只有真正練習，冥想才能夠幫助你！只有坐下來開始冥想，並且規律地做，你才能夠看到效益。雖然正念適用於任何時間、任何境況、任何地點，但沒有什麼可以取代每天的冥想練習，那 10 分鐘的練習為你提供嫻熟於覺察的最佳機會與狀態，也為你提供一開始很難在日常生活中複製體驗到的平靜感。因此，不論你把它視為獲得一些頂空的個別練習，或是一整天練習正念的基礎，還是只是一種新愛好，每天坐下來練習冥想的重要性，再怎麼強調也不為過。

　　不論你的心智此時忙碌或安靜，快樂或悲傷，緊張或放鬆，任何心智狀態都可以做為冥想的起始點。重點在於，你能否自在地覺察你此時的心智狀態。唯有透過持續、規律的練習，才能夠做到這個境界，而能夠徹底改變你的生活視角

的，也就是這種體驗。

可別忘了！這本書要求的時間是一天練習 10 分鐘左右，每天無法抽出 10 分鐘的人真的很少。但是，這不是工作，也不是什麼新增的日常例行事務（雖然當人們習慣做冥想之後，經常如此看待），這些 10 分鐘的時間是你的放鬆時間，可能是你一整天當中什麼事都不用做、純粹覺察心智活動的時間，你怎麼能夠把它視為例行事務呢？我們總是太習慣處於做某件事的狀態中，所以「什麼都不做」的概念起初會讓我們覺得陌生或乏味。你不需要把冥想當作練功，只不過是一天當中抽出 10 分鐘的時間，讓你的身心好好放鬆一下，變得更熟悉「專注於當下」與「覺察」的概念。

在提供冥想練習的實用建議之前，必須先說明幾件事。我在本書一開頭就曾經說過，這本書的宗旨不是要教你如何過你的生活，那是你的選擇。也許，在練習冥想之後，你決定對你的生活做出一些有益的改變，那也是你的選擇。但是，冥想與正念和生活是不可分的，不論我們做什麼、身在何處，心智必定伴隨著我們，縱使你逃到喜馬拉雅山山頂，你的心智一定跟隨著你（這點我可以作證。）所以，如果冥想反映了我們每天的心智狀態，那麼我們的生活方式也將對冥想有顯著影響。基於這個原因，我們應該增加有助於提升福祉的生活體驗，減少可能導致愧疚、害怕、遺憾、憤怒等的生活體驗。

　　拿健身房的鍛鍊來比，能夠幫助你更了解這點。你可能每天認真上健身房鍛鍊，感覺很不錯，然後健身教練建議你，如果你能夠不要那麼常吃炸雞，你會看到更多成效。這同樣適用於冥想，我的親身經驗使我領悟到，我選擇過怎麼樣的生活，將會反映在我的冥想修練上。如果我對待某個人的態度不佳，當我坐下來冥想時，我的心智將會體驗到非常大量的挑戰性思想；當然，如果我在外面喝個酩酊大醉，隨後再做冥想，很可能會昏睡。這兩種情況皆不利於冥想中的覺察，因此無法獲得更平靜、更明晰的體驗。

　　話說回來，如果你忽略身體健康，那麼訓練心智又有何意義？大多數的人都覺得，每天做些體能活動或運動非常有益（就算是不運動的人也會同意）；事實上，很多人都說，在做冥想之前，先做點運動，有助於用正確心力練習冥想。當然，這裡所謂的運動，不必非得是瑜伽，你可以做瑜伽或其他運動都好，最好是你喜歡的。此外，你也可以思考各種食物帶給你的感覺，你是否發現某些食物使你感覺有活力，某些食物則容易使你感覺焦躁不安或想睡？你可以探索一下這些領域，花點時間注意一下現在的哪些生活層面，似乎有助於改善頂空品質，哪些生活層面似乎減損頂空品質？

　　接下來，提供一些練習冥想時的實用建議，幫助你建立有成效且規律的冥想修練，你也可以在我們的網站 headspace.com 或 Headspace app 找到更多實用建議。

找個合適的地方練習

很少人奢望能夠擁有專門的冥想室，還好幾乎在任何地方，你都能夠學習冥想。不過，在剛開始學習冥想時，謹記下列幾點會有幫助。首先，找個能夠讓你不受干擾靜坐 10 分鐘的地方。在某些家庭，這件事說起來容易，做起來可就沒那麼容易了。因此，請務必和家人溝通這項需求，若沒有人可以幫你照顧年幼小孩，你可能得等孩子睡著之後，或是早上在他們起床之前，才能練習冥想。剛開始學習冥想時，能有這 10 分鐘的空間是很重要的。學習冥想的人往往擔心外界的噪音，但如前文所述，不需要擔心這點，你可以把外界噪音融入你的冥想練習中。話雖如此，如果你可以在嘈雜環境和安靜環境之間選擇，請選擇後者。

你可以選擇每天在相同地方做你的冥想練習，這麼做有助於你建立新習慣，而且每天回到同樣的地方，令人感到相當舒適自在。通常，在整潔的地方練習冥想，能夠使你更放鬆。請你回想一下，你上次走進某個很髒亂的房間，或是某個很整潔的房間時，感覺如何？整潔的房間是否帶給你平靜感？對很多人來說，是這樣沒錯，如果你的感覺也是這樣，那最好把你練習冥想的那個房間（或至少練習冥想的那個區塊）保持整潔。

最後，你可以在房裡的任何一處坐下來冥想，但你可能

會發現，在你坐下來的四周留有一些空間，會使你感到更舒適一些。若你坐在某個角落，或是兩件家具之間，可能會產生狹窄束縛感，這對心智運作不大好。任何地方都能夠練習冥想，我認識的一些人選擇坐在馬桶蓋上冥想，因為這是他們唯一能夠找到不受干擾的地方。

該穿什麼好？

做冥想時，穿什麼真的不重要，只要感覺舒服即可，這也是冥想練習彈性高的原因之一。你可以在穿著西裝或套裝前去上班的途中做冥想，也可以在家裡穿著運動服或睡衣時做冥想；不過，關於服裝，還是有幾項建議你可能覺得有用，其中最重要的一項，或許是這個：你的穿著，必須讓你有足夠的空間呼吸。

如果你的牛仔褲太緊，勒住你的腹部，你坐下來可能無法好好放鬆。所以，你可以鬆開腰帶，有必要的話，甚至可以解開一、兩顆鈕釦。在做冥想時，你的雙腳應該穩固落於地板上，要是你穿的鞋子鞋跟比較高，請記得脫掉。你不必打赤腳（你想要的話也可以），但雙腳平坦落地，你可能會感覺更踏實一點，而且也比較容易做冥想練習的第一個部分。最後，若你佩戴領帶或圍巾，最好鬆開。坐下來之後，任何束縛感都可能令人不舒服，所以記得鬆開可能造成束縛

感的衣物，讓你的感覺舒服一點。

坐姿

　　首先，最重要的是，你如何處理你的心智，而非如何處置你的身體。練習冥想時，身體固然扮演一角，但如同我在前文所說的，若你的心智散漫，縱使你能夠做到完美的蓮花坐，也沒什麼效果。若你考慮以冥想訓練為正職，那麼學習傳統的冥想坐姿是有一些好處的。但就每天的冥想練習而言，坐在椅子上是完全沒問題的。在我受訓的一座僧院，我們所有的冥想修練都是坐在椅子上進行的，我可以向你保證，坐在椅子上做冥想的效果，跟坐在地板上做是相同的。最重要的是，要保持舒適、放鬆、自在，但同時感到專注、留神。

　　不妨想一下，我們的身體如何反映心智狀態？當我們很疲倦時，或是感覺有點懶懶的，往往會躺下來。當我們精力充沛或心急時，活動力可能很強。當我們感到憤怒時，身體通常會變得緊繃起來；反之，當我們感到很輕鬆時，身體往往會放開一點。你每天坐下來冥想時，可以想起這個反饋迴路，提醒自己：你在椅子上的坐姿，應該使你感覺平穩、有信心、能夠保持警覺，但同時感到輕鬆自在。讓你的身體姿勢反映出你想要擁有的心智品質，你的心智就會更容易達到

這樣的品質狀態。

　　坐在任何椅子上都可以，但你可能會發現，像餐椅那種直背椅會更適合。扶手椅、沙發和床都有點太軟，或許能夠讓你放鬆一點，但不大可能使你保持警覺，找張能夠讓你稍微努力保持坐姿的椅子是最理想的。下列是關於冥想坐姿的幾點建議：

1. 背部挺直最理想，但不需要勉強。

2. 你的骨盆姿勢會影響你的背部姿勢，在腰臀間或背部放個靠墊，往往有助於矯正駝背姿勢。

3. 需要的話，可以用椅背當作支撐點，但盡量不要完全往後靠，寧願上半身稍微往前傾，也別整個往後靠。

4. 不要翹腳，把你的雙腳略微打開平放在地上，打開的寬度和肩膀齊寬。

5. 請將你的雙手自然垂放在兩條大腿上，手指自然擺放，不用任何特殊姿勢（你以前可能看過那些手指姿勢），只要讓你的大腿自然支撐手臂、手掌和手指的全部重量。

6. 頭部自然擺正，不往上仰，也不向下看。這樣的姿勢比較舒服，也能夠改善你的專注力。

7. 最後，你也許會想要閉上雙眼，這有助於減少分心。關於這點，請參考第 2 章 Take10 技巧摘要說明。

找一天當中最適合的時段練習

　　關於這點，你應該考慮幾件事。也許，你早上睡醒時，往往昏昏沉沉，或者總是急急忙忙，無法想像在起床之後要做的第一件事就是冥想。或者，你白天總是非常忙碌，一天結束時已經很疲倦，你知道在晚上做這 10 分鐘的冥想，將無可避免地做到一半睡著。也許，你已經看中了工作場所裡的一個安靜空間，心想可以在午餐時間擠出 10 分鐘在那裡冥想。每個人的作息和生活條件都不同，你應該找個適合自己的時間，但是有個時段應該盡量避開，那就是在吃完午餐之後，因為此時身體往往感覺很沉重，忙於消化食物，太容易睡著了。同理，在吃完豐盛的晚餐之後，也不適合馬上練習冥想。

　　經常有人問我，一天當中最適合做冥想的時段為何？我的回答總是相同：不論你是早起的鳥兒或是夜貓子，在學習冥想時，一天當中的最佳練習時間，就是把它排成早上起床後要做的第一件事。最務實的理由之一是，這通常是一天當中相對安靜的時刻，屋裡的其他人仍在睡覺，很容易找到一個不被干擾的安靜之處。此時，利用時間做 10 分鐘的冥想，也有助於驅散睡醒後的昏沉感，使你恢復精神，以良好的心智狀態，迎接全新的一天。

　　不過，最重要的理由也許是這個：你早上起床之後馬上

練習冥想，就完成當天的 10 分鐘練習。如果你把它留到白天後面的時段才做，其他事務、截止期限或干擾可能會突然出現，使你壓根忘記或抽不出 10 分鐘來練習冥想。若是你留到下班回到家之後才做，可能已經累到只想倒在沙發上，連冥想一下都嫌累。我認識的一些人，因為試圖把練習冥想這件事排進日常行程中，反而徒增壓力，結果「待辦事項」最後變成「未做事項」。他們原本為了減輕壓力想學的東西，反而變成另一個壓力源頭，這絕對不是學習冥想的本意！

雖然要你一大早找時間做冥想，這項提議可能令人卻步，但是別忘了，這件事只需要 10 分鐘，而且這短短的 10 分鐘，將為你的一整天做好準備。當然，我們也許覺得真的很需要更多一點的睡眠時間，但是冥想體驗到的深層休息，功效遠遠大於你多睡的那 10 分鐘。更何況，和睡眠不同，冥想提供的休息，是你能夠意識到的。

無論如何，一天當中最適合你做冥想的時間，由你自己決定，但你應該選擇最務實的時間，也就是你知道自己能夠天天做到的時間，這樣才最有可能養成每天冥想的習慣。

測量時間

很多人說，他們覺得設定計時器，正好和冥想的目的背道而馳：「如果你必須在一定時間內做完，當你感受到這樣

的壓力時，怎麼可能獲得頂空呢？」這恐怕不是最有益的觀點，請你設定時間有務實的理由。做冥想的過程中，睡著是很常見的情形，若你想要完成冥想（尤其是做完之後得準時上班的話），就必須保持清醒。此外，你也需要知道自己坐了多久時間，一分鐘有時可能感覺像十分鐘，十分鐘有時感覺像一分鐘。但是，最重要的理由，可能是接下來要說的這最後一個。

　　每一天的冥想都不一樣，昨天你的心智可能很平靜，但今天你的心智可能很忙碌；有時候，你可能沒有特別的情緒，其他時候，你可能強烈感覺到某種情緒。當你感覺平靜、放鬆時，無疑地，你能夠舒適地坐著冥想 10 分鐘，甚至在坐了 10 分鐘之後，你覺得非常享受，決定再多坐 10 分鐘。反之，當你的心智很忙亂、感到不耐煩時，你可能在練習幾分鐘之後，就認為沒有必要再繼續下去，就此結束。

　　若冥想的目的是了解你的心智，那麼前述這樣的方法，只能讓你了解心智快樂、平靜的層面，你永遠無法了解心智更棘手的層面。乍聽之下，這可能相當誘人，但你上次因為太快樂、太放鬆而覺得哪裡有問題，是什麼時候？所以，我們真正需要了解、學會應付的，是那些惱人的思想和情緒。為了了解你的心智，進而以全新的透視感來體驗生活，你需要跨越終點線，完成 10 分鐘的冥想。同樣地，當你感覺很好，彷彿可以無止境繼續冥想時，最好還是 10 分鐘一到就

停止，這樣你才能夠建立確實、有效的練習習慣。當然，如果你在練習完之後，還想在當天稍後時段重複練習，這沒有問題，但仍然請你遵循 10 分鐘的原則。

最後一點，請你找個不會讓你嚇一跳的鈴聲來設定。我認識的一位男士為了練習冥想，買了一個烹飪用的定時器，每次時間一到，鈴聲響起，都令他心驚膽跳。你可以用手機找個溫和、悅耳一點的鈴聲，但是請記得把手機螢幕朝下放，以免你在冥想過程中分心看螢幕，並且請你把手機調成靜音模式，關閉震動功能，因為查看誰打電話或傳簡訊進來的誘惑太強烈、太難以抗拒了，請你務必先做好這三件事。你選擇的鈴聲，最好跟你早上起床時的鬧鐘鈴聲不一樣，因為我們通常對起床的鬧鐘鈴聲有特定聯想，甚至有強烈反感，所以最好別在你每天的冥想練習時，使用那個鬧鐘鈴聲。

重複練習的重要性

冥想是一種技巧，跟任何技巧一樣，必須經常重複做，才能學會、精進。每天坐下來練習，才能夠累積建立動能（這種動能是無法複製的），這就像你開始做一種新的運動，你必須經常做，才能夠累積建立足夠的動能，讓它變成一種規律習慣，幾乎不用刻意思考就會去做。每天在相同的時段

做冥想，能夠讓你養成固定練習的習慣。

　　研究冥想正念益處的神經科學家，在文獻中強調重複做的重要性。他們指出，光是天天做練習，這個簡單行動就足以在大腦中激發有益的變化；他們認為，這非常有助於建立新的神經元間突觸關係和神經路徑。這意味的是，可以創造行為和心智活動的新模式，而且可以去除心智活動的舊模式。由於我們的心智活動大多是習慣性的，去除舊模式、建立新模式，這幾乎表示可以改變人生。研究也顯示，無論冥想者覺得冥想體驗好不好，前述大腦中的有益效果都會發生；也就是說，縱使冥想者覺得冥想似乎做得不是很順利，有益的效果其實已經發生了。所以，不管你在任何一天的感覺如何，請繼續做冥想，因為重複練習將會奠定基礎，使你在未來獲得更多頂空。

　　如果你某天沒做冥想，也不要當作理由，就這樣完全放棄練習冥想。你應該把它視為一個機會，強化你的決心、發揮你的韌性，調適於環境的變化，你就會逐漸看到成效。我有位客戶這麼說：「很難說清楚它真正的效益。我只知道，做冥想的那天，我感覺很棒；沒有做冥想的那天，我的感覺就很糟。」你可以開始留意，若你當天做了冥想，你這一天的感覺如何？若你當天因為什麼事而被迫沒有做冥想，你這一天的感覺又是如何？

別忘了！記得去做

　　經常有人告訴我，他們理解整天保持專注於當下的概念，也開始抽出 10 分鐘的時間來做冥想，但就是很難記得練習。原因有很多，也許是一天匆匆過去，等到晚上上床準備睡覺了，才突然想起今天忘了練習冥想。這令他們感到自責，認為自己無可救藥了，可能真的不適合練習冥想吧？若你也曾發生過這種情形，請別輕言放棄，看看下列的建議。

　　學習冥想的技巧之一，就是記得去做，你要能夠留意到，現在是你抽出來做冥想的時間。一開始若忘記幾次是很正常的，不必感到意外，但這也凸顯了每天固定在相同時段做冥想的重要性。我想，你很少忘記在早上刷牙或洗澡，或是忘記吃晚餐和觀看最愛的電視節目，對吧？

　　為了避免忘記，你可以在每天的行程中，找到一個最可行的時段，固定抽出 10 分鐘來練習冥想。這件事比較容易，但要記得一整天都專注於當下，這可能稍微困難一點。在 Headspace 舉辦的訓練活動中，我們發給學員小小的圓形貼紙，讓他們貼在手機、電腦、櫥櫃等地方上，貼紙上頭什麼都沒有，對其他人來說沒什麼意義，但是對這些學員來說，能夠提醒他們記得要專注於當下。若你認為這種做法對你有幫助，你可以用類似的方法幫助自己記得練習。

相信你的體驗

冥想很難量化或評斷，如前文所述，沒有好冥想或壞冥想之分，只有覺察或未覺察，分心或未分心，若你要評斷冥想的效果，就必須以此為根據。你不必覺得必須拿這次的冥想和別次的冥想來比，甚至拿你的冥想體驗和別人的冥想體驗來比，這樣更糟。冥想就是冥想，不需要這種比較。

請相信你自己的體驗，別只是聽信其他人的意見。讓冥想成為你生活中的實際修練，套用一位十分著名的冥想老師的話：不要只是因為我說它有益，你才去做；你自己嘗試一下，看看它是否對你有益。請確實、持續去做，評估冥想是否對你有益；如果有的話，你就會更有信心繼續做下去，甚至每天做更長一點的時間。不過，如果你覺得似乎沒什麼益處的話，也請你再多嘗試一段時間。若你只是做過一、兩次而已，就好比你要試喝一種新咖啡，才只是準備要拿壺子燒水，你至少得等到水沸騰了，把熱水倒進杯子裡，品嚐過咖啡之後，才能確定味道如何。因此，我通常會建議至少做上十天，才決定是否放棄。

要是感到不自在或焦躁不安，該怎麼辦？

一開始坐下來冥想時，感到有點焦躁不安，是很常見的

情形。在這種情況下，你可以回想一下第 1 章「野馬」的比喻。在此之前，你一直忙於其他事，或是東想西想，你的心智不大可能立刻就平靜下來，必須花幾分鐘的時間，才會逐漸沉澱下來。你的身心都會自然感受到心智的這種轉變，所以請記得我在前文中說過的，給予你的心智空間和時間，讓它漸漸來到自然的歇息處。

接近冥想結束時（無論你坐了多久），你可能會開始感到些許不適。你也許注意到，不是每次冥想都會發生這種情形，例如昨天冥想快要結束時，並沒有出現這種不適感，但今天出現了。這些變化都值得你留意，看看身體的這種不適感，是否反映了你的心智狀態。你也可以參考一下第 1 章介紹過的「翻轉」技巧，那是應付各種不適感的好方法。

除非你有嚴重的背部毛病，否則在椅子上靜坐 10 分鐘，應該不會對你的身體造成多大負擔。話雖如此，靜坐不分心，對大多數的人來說，仍然不是稀鬆平常的事，因此你難免會覺察到你平常不會注意到的身體小恙及不適。重點是，別忘了！在你坐下來冥想之前，那些部位的不適，原本就已經存在了，只不過冥想使你更清楚覺察到它們的存在罷了。乍聽之下，這似乎是壞消息，但其實是大好消息，因為我們必須清楚看到它們，才能夠消除它們，彷彿藉由目睹那些不適的浮現，你也目睹了它們消失。當然，若你感受到任何長期慢性疼痛或劇烈疼痛，最好諮詢醫生；無論如何，別

讓輕微的不適成為終止做冥想的藉口，因為你絕對不知道頂空何時會出現。

記錄你的感想

剛開始學習冥想時，你可以用筆記本或本書最後的〈離線日誌〉來記錄你的感想，這非常有益，否則你可能很快就忘了你的體驗，或是把冥想前後的感覺搞混。但這不是請你用 1 到 10 分來評分，純粹是類似「我在外出散步時，看到了什麼？」的風格，來記錄你的發現和感覺。

記得，重點不是每天都看到專注度和明晰度提高，重點是注意你每次坐下來冥想時，你的身心發生什麼樣的變化。只要天天觀察這種轉變，就能使你更輕鬆看待各種人事物，更願意接受成為改變的一部分。我們往往強烈認為自己是某種類型的人，但是在誠實做過冥想練習之後，就會領悟到自己其實遠非特定類型的人。我們時時刻刻、天天都在改變中，當你清楚認知到這點以後，就不會再那麼堅定地用任何特定觀點來看待自己；這麼一來，你將感覺更加自由，不再需要遵循相同的習慣模式，或是執著於特定的身分認同。

第 5 章
十項建議，
幫助你過更正念的生活

　　幫助你練習冥想的方法真的很多，可以寫成一本專書。在此，我只提供我認為最重要的一些建議，希望能夠幫你加強日常生活的正念練習。前文一直強調，重點在於覺察，了解自己和他人，在生活中發展、運用「溫和的好奇」的技巧，關注生活中每個面向正在發生的事，包括你如何行動、你如何說話、你如何思考。但是切記，你的目的並不是試圖要變成怎麼樣的人，而是要對此時此刻的你感到自在。

視角：選擇如何看待你的生活

　　你如何看待你的生活，並不會影響冥想的成效。不過，了解你看待生活的方式是有幫助的，因為這麼一來，你就更能夠警覺於你在不知不覺中陷入負面思考的傾向。覺察能力

的提升，有助於持久的改變。

　　注意你的觀點如何改變也很有幫助——有時候，你搭的車很擠，但你不以為意；有時候，車上擁擠似乎在挑戰你的極限。相同情況，但是完全不同的心境，當你能夠對此有所體悟的時候，你就能夠了解到，帶給我們最大困擾的並不是外界事物，而是我們的心智。所幸，心智可以改變，注意每天每刻這種觀點的改變，對你每天的冥想練習很有幫助。

溝通：維持良好的人際互動

　　如果你想要透過練習冥想來獲得更大的幸福感，把你的沮喪發洩在別人身上，不大可能使你獲得平靜、清澄的心智。為了體驗到「頂空」的平和精神狀態，你應該有技巧、善解人意地與人溝通。這可能需要在你的人際關係中，運用到更多的克制、同理心或換位思考，基本上很可能是三者並用。

　　然而，不論你的立意多麼良善，有些人還是可能選擇對你持有敵意。如果遇到這種情況，你通常沒轍。但你還是可以用同理心來看待他們，想想你本身處於類似心智狀態時的樣子。不過，如果某人總是這麼無禮對你，或許你最好還是和此人保持距離，如果可以的話。

感恩：沒有什麼事情理所當然

你有沒有注意到，有些人把生活中芝麻綠豆大的困難放大好幾倍來看，卻鮮少花時間細想他們快樂的時光？這有部分是因為他們認為「快樂是理所當然的」，其他的就是錯的或不適當的。

花點時間感恩，對某些人來說，可能覺得有點陳腔濫調。但是，如果想要體驗到更多頂空，這是必要。當你對生活擁有強烈的感恩感，就不容易陷入很多雜念。真誠感恩我們所擁有的，我們就會開始更清楚看見他人生活中所缺乏的。

慈悲：仁慈待人，仁慈待己

當你仁慈對待他人時感覺很好，這很簡單，因為仁慈使你感覺美好，也使他人感覺美好，仁慈使心智快樂、祥和。請你也別忘了對自己仁慈，尤其在學習如何更專注時，畢竟我們生活在一個高期望的世界中，期望值太高了，以至於我們在學習任何新事物時，往往嚴格要求進展。

所幸，冥想總是奇妙地激發人們的慈悲心。在日常生活中展現慈悲，將反饋在你的冥想練習中。慈悲使你的心智變得更加柔軟、更有可塑性，使你在做冥想時更容易應付你的

心智。慈悲使你的心智變得更加寬容，減少批判的傾向，這顯然對我們和他人的關係有益。

憐憫：站在他人立場設想

憐憫不是我們可以「做出來」或「創造出來」的東西，它存在每個人的身上。你可以回想第 1 章「藍天」的比喻，藍天一直都在，憐憫心也是一樣。事實上，可以說，藍天既可以用來比喻覺察，也可以用來比喻憐憫心。

憐憫心有時會自動浮現，就像雲朵飄散之後，藍天自動浮現一樣。但有時我們可能必須刻意展現憐憫心，這有點像是在想像藍天的模樣——被雲朵遮蔽的那片藍天。你愈常練習想像這樣的情景，它就愈常自然浮現。憐憫心其實跟同理心很像，就是站在別人的立場設想，了解他人的處境。

持衡：泰然處之

人生猶如大海，有潮起，有潮落，有時風平浪靜，有時波濤洶湧。這些波動起伏，是生活中的必然。但是，當你忘了這項簡單的事實時，很容易就會被各種情緒的波濤席捲而去。

透過冥想訓練心智，能夠讓你保持更平衡的心態，使你

在面對生活中的波動起伏時，更能夠泰然處之。但是，「泰然」並不是說你毫無情緒，隨波逐流；恰好相反，當你更能夠覺察到你的情緒時，你對那些情緒的感受將會更加強烈，但泰然將使你比較不會陷於那些情緒之中，你不再感覺自己彷彿被那些情緒操控。

接受：因為抗拒無用

不論你的境遇多麼幸運，生活中仍然免不了出現壓力與挑戰，但我們常常忽略這項事實，一不如意便感到沮喪、失望。跟憐憫心一樣，在思考「接受」時，回想「藍天」的比喻，或許會有幫助。

接受之旅，指的是去探索我們必須對什麼放手，而不是必須開始做什麼。藉著留意一整天的抗拒時刻，你會更加覺察是什麼阻礙了你自然接受，這將使你在做冥想時，更自在、放鬆地去看那些浮現的思想和感覺。

沉著：放下不耐

對很多人來說，生活變得太忙亂、太急促，所以不耐煩好像是必然的結果。在這些時刻，你也許注意到你的下巴緊繃、不禁跺腳，或是呼吸變得愈來愈急促。若你用好奇心注

意你的不耐，不耐的本質就會開始改變，在不知不覺間，不耐的動能將會減緩下來，力道消失。

日常生活中會出現不耐，在練習冥想時也會。事實上，如果你跟大多數的人一樣，也許會不耐煩地心想：「我為什麼沒有更快體驗到冥想的效果呢？」別忘了，冥想的目的，並不是要獲得什麼成就，而是要學習覺察，學習自在停歇在自然覺察的狀態（這種不同於生活中汲汲營營的感覺非常美好。）

投入：持之以恆

正念從本質上改變你面對思想和感覺的方式，這聽起來可能令人感到十分興奮、難以抗拒，但必須藉由經常性的小練習才能夠做到。不論你的感覺如何，都必須固定練習。跟其他技巧一樣，你愈是經常應用正念，就會變得愈有信心，愈熟悉專注的感覺。

透過經常性的重複小練習，你能夠逐漸透過冥想建立穩定的覺察能力，而這種覺察能力將會自然融入、反饋到你其他的生活面向中。在日常生活中變得更專注、更覺察，對你的冥想修練有正面的影響。如果你很清楚自己的動機，知道你為何學習冥想，頂空可能使你周遭哪些人受益，那麼你大概會非常樂意每天積極做 10 分鐘的冥想了。

處世：有技巧地過活

有技巧地過活，包括妥善運用心智，在你認為自己可能說出或做出日後懊悔的事之前，適時制止自己；也包括具備覺察能力和穩定性，能夠妥善處理困難的情況，而非衝動反應。想要有技巧地過活，需要一定程度的智慧。

可惜的是，智慧不能從書中習得，不論寫作多麼精闢。智慧來自於對生活經驗的了解，而冥想能夠幫助增進智慧。就像憐憫心和接受也可以比喻為「藍天」，處世也是。智慧不是你可以「做出來」或「讓它發生」的事，智慧存在每個人的身上。藉由更熟悉我們身上的那個區域，更充分相信直覺，我們可以學會在日常生活中，運用智慧明辨事物——簡言之，我們可以開始在世上更有技巧地過活。

第 6 章
臨床故事

詹姆斯，40 歲

　　詹姆斯已婚，有三個孩子，是個成功的企業人士，雖然工作辛苦，但生活過得不錯。因此，得知他因為焦慮症前來診所求助，有些人可能會感到意外。我們很容易忘了，表象和內在的情形，可能往往很不一樣。

　　詹姆斯來到診所之後，首先說明他平日的種種擔心。他擔心太太出軌，擔心孩子受傷，擔心父母的健康，擔心事業和員工，也擔心自己，所以經常看醫生，同時會上網查詢各種資訊，研判自己可能得了什麼疾病。

　　他說，大家經常告訴他，他有多麼幸運、他的生活有多麼棒，所以他怎麼能說自己經常處於焦慮的狀態？他怎麼能

說就是因為事事如意，反而使他變得更緊張，因為擁有得愈多，就可能失去得愈多？他說，光是想到焦慮症，就令他焦慮起來，然後他會開始自責，覺得自己這麼焦慮是很愚蠢的事，他擔心自己可能會瘋掉。

在電視上看到有關冥想的節目，詹姆斯決定試試。他說，雖然覺得有點奇怪，但任何可能有幫助的東西，他都願意嘗試看看。他帶著許多關於冥想的成見來到我們診所，例如，他以為冥想是要幫助人停止東想西想，清除任何不愉快的感覺。但是，他也帶著開放的心態和樂意嘗試新事物的意願前來；事實上，他的開放心態和樂意嘗試的意願，強烈到他很快就開始尋找任何可以應用冥想正念技巧的機會。他把正念技巧應用在上健身房運動時、吃午餐時、照顧嬰兒時，很快就建立了每天做冥想 20 分鐘的習慣。

雖然熱情未必能夠決定結果，但在詹姆斯的例子中，熱情發揮了很大的作用。歷經時日，我看著他愈來愈放鬆看待自己的感覺；在我的輔導下，他學會了很多技巧，有些是通用技巧，有些是專門針對焦慮症設計的，焦點主要放在詹姆斯如何看待他的焦慮思想。他一直覺得，這些焦慮思想是「問題」，想要擺脫，於是產生強烈的抗拒，而且幾乎一整天都在抗拒。這其實是一種很常見的反應，但是因為抗拒這些感覺，他不僅創造了緊張，也把一些想像中的情節放大好幾倍來看，導致情況更加惡化。

　　因此，當我要求詹姆斯在冥想時，別太理會焦慮本身，改為聚焦在他對焦慮的抗拒心態時，他相當驚訝。我向他解釋，不理會焦慮本身、就這樣放任它時，它會自行來來去去。過了一陣子，他開始注意到，他過去執著於想要控制焦慮，實際上是適得其反，只是讓焦慮變得更加嚴重而已。當他變得愈來愈覺察這種傾向，情況便開始稍微紓解。

　　不過，這並沒有立刻停止他的焦慮，但是改變了他看待焦慮的方式。漸漸地，他不再那麼努力想要擺脫那些思緒，而是任由焦慮感自然流動。那幾個月，我注意到，詹姆斯開始展現些許幽默，不再那麼嚴肅看待自己或他的思緒。他甚至開始和別人討論他的一些焦慮想法，令他意外的是，他太太聽了這些之後，竟然鬆了一口氣。她說，她一直以為他「很健康」，她才是「瘋狂」的那個。現在，知道他也有這些感覺，她的壓力稍微減輕了。詹姆斯在酒吧和朋友聚會閒聊時，也會拿他的焦慮來開開玩笑。

　　最近，我和詹姆斯不期而遇。如我料想的，他對冥想的熱情，讓他保持一直前進的動力。他每天早上還是會靜坐冥想，他說雖然還是會擔憂一些情況，但這些事不再像從前那樣困擾他了，他不再那麼介意焦慮感了。最重要的是，他說他不再害怕憂慮了，這意味的是，他不再需要花大量的時間和心力試圖擺脫那些感覺。他笑著說，諷刺的是，自從他不再對抗焦慮之後，焦慮感似乎也不再那麼常來造訪他了。

瑞秋，29 歲

瑞秋因為睡眠障礙前來我們診所，此前她看過家庭醫生，醫生開安眠藥給她，但她不想吃。

我們討論了失眠問題的可能原因。瑞秋認為，可能跟她的工作壓力大有關；另外，她跟男友同居，但是因為她的工作太多，導致兩人爭吵，她的男友不是沒有同理心，但是認為她沒有把優先順序搞清楚。

瑞秋認為她的問題是「失眠症」，我問她，是否有睡得不錯的時候？她說，有時睡得很好。這回答似乎可以把「失眠症」排除，因為失眠症通常是慢性、長期的。我問她，是否還記得第一次發生失眠的情形？她說，大約在六個月之前，那天工作特別辛苦，她正在準備隔天一場重要的簡報，忙到三更半夜才回家，回到家時，她的男友已經睡了，這使她感到愧疚，也覺得有點寂寞。

她說，她記得在躺上床時，她感到很焦慮，腦海中思緒翻騰。她想著，她必須好好睡上一覺，因為隔天必須要有好精神，才能有最好的表現。但是，愈是想到這個，她就愈加清醒，然後焦慮很快演變成沮喪，她先是對主管感到惱怒，然後對男友感到惱怒，繼而對自己感到惱怒。

第二天的簡報進行得很順利，公司贏得合約，但瑞秋說，她感覺糟透了。她覺得自己的表現，並沒有像期望的那

麼好,但是最令她感到害怕的是,昨晚的那種情形很可能再度發生。那天,在她回到家之前,她已經想好要如何幫助入睡——好好泡個澡,早早上床睡覺。但儘管她當時很累,她的身體並不習慣那麼早睡。結果,她躺在床上,遲遲無法入眠,她開始慌了起來,心想又來了,今晚又是一個無眠的夜。接下來,這種情形經常發生,當然她有時很快就會睡著,但有一種模式已經形成:她愈來愈擔心失眠,結果焦慮導致她睡不著。

首先,我告訴瑞秋,睡不好的問題很普遍。然後,我教她基本的冥想方法,讓她每天練習 10 分鐘。她覺得有點奇怪,她的問題發生在晚上,我卻要她在早上做冥想?我向她解釋,心智未必是這樣運作的,比較重要的是,她能夠每天規律做冥想。

我也請她檢查一下她的「睡眠衛生」——如何為睡覺做準備,以及保持規律的睡眠作息。我請她確定,臥室只用來睡覺,這有助於強化「就寢」和「睡覺」之間的關連性。我也請她避免在白天時小睡片刻,告訴她養成每天在大致上同樣時間就寢和起床的重要性,縱使週末也一樣。有些人可能會覺得這有點嚴格,但是為了讓身心養成新習慣,這必須重複許多次。我要求她,晚上應該避免看刺激的節目或是打電玩,因為這兩者往往留給心智急促感。我們討論過飲食習慣,我告訴她,應該在就寢至少幾個小時前吃完晚餐,讓身

體有時間把食物好好消化一下。最後，我建議她，買個老派鬧鐘，睡覺時把手機放在別的房間，以免她想要看一下有沒有電子郵件進來。

第一週，瑞秋連續幾晚好眠，這讓她感到相當振奮。但惱人的情況在第二週重返，她對自己的進展感到不耐，我們再度討論了方法，以及為了獲得最佳成效所需要的態度。到了第三週，她開始看到確實的進展。

這項諮詢持續了幾個月的時間，她慢慢學會了一些技巧，最後學會睡眠冥想的技巧（參見第 3 章練習 10。）雖然她偶爾還是會睡不好，但大致上來說，她感覺更有信心了。或許，最大的改變是，她對睡眠的看法不再那麼在意了，她說現在回想起來，她無法了解自己當時為何把它看得那麼嚴重。她說，她已經認知到，她不可能每晚總是睡得香甜美好，但是沒關係，她處之泰然。就是這種改變，使得睡眠冥想成為真正持久有效的方法。

潘姆，51 歲

潘姆是她的醫生轉介來我們診所的，她已經服用抗憂鬱藥三年了，嘗試過各種克服憂鬱的方法。她有全職工作，除了她的家庭醫師和公司的人資經理，沒有人知道她有憂鬱症。她形容，憂鬱症就「坐在那裡」，讓所有事情變得灰暗、

沒有意義。

　　潘姆的孩子已經成年，並未與她同住，她離婚十年了。她來找我的另一個原因是，她想要減少對藥物的依賴。在醫師的支持下，她打算慢慢減少用藥，估計可能得花上一年的時間。有些人可能會覺得一年的時間滿長的，但是長期服用抗憂鬱藥的人，如果突然停止吃藥，後果可能相當嚴重。如果你也有相關問題的話，請務必諮詢你的醫生，取得醫生同意，並且採取溫和漸進的方法。這種方法的另一項優點是，研究一再顯示，溫和漸進地減少劑量，舊疾復發的可能性明顯較低。潘姆讀過一些文獻指出，冥想有助於治療憂鬱症，所以她躍躍欲試。

　　潘姆的憂鬱症癥結是，她感覺事事都不如意，而且一切都是她的錯。不僅如此，她的種種思想強化了這些想法，這種認同感已經強烈到這是她看待自己的唯一方式。只要她繼續抱持著這些想法，更加強化它們的話，她幾乎不可能擺脫憂鬱的感覺。

　　我們花了很長的時間，討論如何從這些思緒中後退一步，創造多一點的空間留意觀看。我告訴她，她沒必要這麼認同這些想法，因為這些思想中的她，根本不是實際的她，它們只是被憂鬱渲染過的想法。我告訴她「藍天」的比喻，當一個人感到憂鬱時，你告訴他／她背後其實存在著快樂感，這似乎很可笑，畢竟雲朵已經吸引了他們太多注意力，

被賦予太高的重要性，使得雲層變得非常厚重陰暗，看不到藍天的蹤跡。身處於這種境況的人，往往難以記起曾經看過藍天的時刻，更遑論要讓他們相信，現在可能也存在著一片藍天。但是，了解這個比喻很重要，如果你不斷地向外尋求快樂或頂空，你只能暫時擺脫憂鬱、撐不了多久，而且這只會加深你認為現在的體驗是「錯誤」的感覺。

　　對潘姆來說，這不是個容易的過程，但烏雲確實開始慢慢消退，她想起了藍天的感覺。由於她的憂鬱已經變成一種頑固的習慣，起初烏雲仍舊不時浮現，但既然這是一種習慣，就代表可以消去。潘姆看到藍天區塊的次數愈多，她就愈加認知到，憂鬱並非恆久的。她無法假裝看不到這些悄悄爬進她生活中的平靜、快樂時刻，不論歷時多麼短暫。在此同時，在醫師的協助下，她逐漸降低了用藥量，直到已經能夠完全停止服用，此時大約過了六個月，但她仍然有點不願意停止服藥。她覺得，服用抗憂鬱藥已經成為她這個人的一部分，她擔心若停止吃藥，她不知道會變成什樣模樣。從許多方面來說，這其實是要她放下那個身分認同。過了一年，她已經可以完全停止服藥，她覺得這有點像在告別一位老友，但她很樂意送這位老友離去。

　　最後，潘姆終於能夠鬆手放下，因為她願意去了解憂鬱感，與它為友。此外，她靠著毅力，不論感覺如何，每天都抽出時間坐下來冥想，和心智共處。她現在透過 email 和我

保持聯絡，狀況很好。雖然偶爾連續幾天感到不快樂時，她會擔心憂鬱症可能復發，但她說她已經領悟到，只要她保持覺察，記得它們只是思想而已，不是真實的東西，她知道自己再也不會被那些思想和感覺傷害。

克萊兒，27 歲

　　有些人來我們診所，是希望在生活中增加點什麼，或是為了改善特定層面。舉例來說，職業運動員需要提高競爭優勢，藝術家或作家則是想要發掘創意潛能，克萊兒屬於後者，套用她的話，她「想要深入創意儲備區」。她相信，創造力是一直存在的東西，但因為她的心智忙亂，所以無法好好發揮。這種觀點跟「藍天」的比喻很像，我們不需要去「創造」創造力，而是要設法讓已經存在的創造力浮現出來，好好發揮。

　　克萊兒從事各種創作工作，她會創作音樂、演奏樂器、寫作（已經出版過一本書）、繪畫、雕塑等，是個十足的藝術家。她顯然十分擅長做這些事，但因為創作的領域太多，她無法在一個創意上著墨太久到足以成形，結果她家裡和工作室裡，滿是半成品的音樂詞曲和各種創作品。

　　克萊兒在練習 Take10 的技巧時，最大的挑戰是注意到心智游移，而且是經常性的游移。她在聚焦計算呼吸次數

時，頂多只能數到兩、三次。這有點像是一條鏈子上的環節：當一個思緒浮現時，若你覺察到、清楚看到了，它就失去動能，無法持續下去，你就會繼續聚焦於冥想的標的物。但是，若第一個浮現的思緒太有趣，你的覺察力就會消失，第二個思緒就會浮現，接著第三個思緒、第四個思緒。這些思緒就像鏈子上的一個個環節，環節可能浮現得太多次了，以至於五分鐘過去了，你還沒有注意到你的心智已經游移了。藉由每天練習，這條鏈子就會逐漸縮短，你的心智可能還是有游移的傾向，但是當它游移時，你會更快發現，避免沉淪下去。

　　克萊兒不只很難聚焦，也難以記得每天抽出 10 分鐘的時間練習冥想。她說她真的想做，但其他事務好像總是喜歡來亂。我能夠理解，有些事情真的需要我們立即注意，但是我相信在大多數的情況下，生活中並沒有那麼多事情是連 10 分鐘都等不了的。為了幫助克萊兒，我建議她，把練習冥想這件事排在日程上，這形同宣示「這件事跟日程上的其他事項同等重要。」我也建議她，每跳過一次練習就記錄下來，只需要寫一句簡短說明，記錄她為何不能練習。而且，不是等到一天結束時才寫下來，是在不能冥想的當下，就把原因寫下來，記錄到底是什麼事情不能等冥想 10 分鐘之後才做。克萊兒發現這個方法很有用，她說，每次她要記錄一個不做冥想的原因時，她會發現真的很弱，乾脆打消念頭，

去做 10 分鐘的冥想。

　　另外，我建議克萊兒，選擇她每天固定做的一些活動來練習正念，例如早上喝果汁時、刷牙時，或是坐在桌前準備工作時。我並不是要她在做這些事的時候，聚焦在她的呼吸上，而是要她利用這些活動來練習專注於當下，例如在刷牙時，她可以注意牙刷在嘴裡的觸感、牙膏的味道、牙膏的氣味，甚至牙刷來回刷動的聲音。如果她的心智游移了，當她發現時，就把注意力轉回身體的感覺上即可。

　　克萊兒滿喜歡這個方法的，每週會增加一項新活動，到了第十週結束時，她整天布滿了練習正念的時段。這些正念小練習累加起來，再加上每天 10 分鐘的冥想，合計的效果可不能小覷。對克萊兒而言，這些時刻是「重新布署」的時刻，檢查她的心智是否跑到其他點子上，如果是的話，就把心智轉回她當時正在做的事情上。

約翰，45 歲

　　約翰來到我們診所只有一個原因，他太太說，如果他再不設法收斂脾氣，就要離開他了。約翰並沒有對太太或孩子拳打腳踢，但他在家有言語攻擊和霸凌的行為。其實，他也會對陌生人動怒，例如在商店排隊時，他會魯莽插隊，開車時像個瘋子一樣，而且芝麻綠豆小事只要一不如他意，他就

會發怒。他的血壓高，時常覺得胸悶。

約翰知道自己的行為不理性，他說怒氣好像會自動降臨一樣。他的原生家庭從來不討論或表達情緒，他說失業似乎引爆了一切，不但對他的家庭帶來新的壓力，他也痛恨自己無所事事，好像失去人生的目的。

我建議約翰練習冥想兩週看看，如果完全不見助益，就和太太討論其他選擇。我指導他如何做 10 分鐘的冥想，簡單說明什麼樣的態度最有幫助。

第二週，約翰返回診所說，冥想不但沒有使他鎮靜下來，反而導致他更加憤怒。他說，當他坐下來冥想時，他只能感受到憤怒，腦海中浮現的每一個思想，似乎都反映了這種感覺。他氣惱前任老闆把他裁員，但最重要的是，他氣惱自己，對自己不能控制思緒感到生氣，因為那些思緒導致他粗魯對待他愛的人；最重要的是，他很生氣自己並不是他認為的那種人，或是他想要成為的那種人。我向約翰解釋，冥想不會使情況變得更糟，但冥想可能使他變得更加覺察他的憤怒感。我告訴他，用憤怒來回應憤怒是本能反應、可以理解，但不是最有益的做法。

我問約翰，當他的大女兒生氣時，他會如何回應？他說，當她非常生氣時，他只想用雙手環抱著她，若女兒讓他這麼做的話，他就只會這麼做，因為他的經驗讓他知道，不論他說什麼，都不會令她好受一點，他只能用這樣的動作來

讓她安心。我請約翰花片刻想想，若他用這種方式來處理他的怒氣，任由憤怒的情緒存在，不去評斷，會是什麼感覺？那一刻，約翰哭了起來，雖然這明顯讓他感到尷尬、不自在，但他似乎控制不住。他說，他從未認知到他對自己這麼苛刻，他常常因為自己的感覺而痛斥自己。

約翰和我達成協議，他的冥想課程將不以擺脫憤怒為目的，而是以仁慈和理解來對待他的怒氣。他的任務是留意每次他對自己感到憤怒時，就給怒氣一點空間，別因此變得更加憤怒。如果他開始覺得失控了，就提醒自己，若是他的女兒生氣，他會如何反應？約翰同意這麼做。在他沒有工作的那段期間，他每天坐下來冥想兩次。他說，他覺得練習冥想很難，經常會再度陷入憤怒中，但是當他記得提醒自己時，感覺一切就會突然變得更柔軟一些。

我們在幾個月的時間內，一起嘗試了多項不同技巧，每一項都是針對他的性格，但所有技巧的核心都是用仁慈對待他的怒氣。我很高興告訴各位，約翰仍然和他的太太在一起，現在也有了新工作。當然，不是什麼奇蹟出現了，也不是他不再感到憤怒。他說，他的生活現在感覺更適意，也能夠用更寬廣的心胸來看待怒氣，變得更善於處理怒氣。

艾美，24 歲

　　艾美是個單親媽媽，有個年幼的女兒，她先找過家庭醫生諮詢了關於健康的各種疑慮之後，才來我們診所。艾美體重過輕，而且停經了，還有少量掉髮的情形。她是一位果決的女性，但似乎肩負了整個世界的重量。她獨自辛苦撫養女兒，雖然很想要發展新的關係，但並不認為有誰會對單親媽媽感興趣。艾美非常重視自己的身材，每天至少運動一次，飲食量和營養嚴重不足，顯然她對自己的觀點並不健康。

　　我注意到，艾美的雙手有潰瘍，我以為是濕疹，但詢問她之後，她說每當她感到緊張時，就會經常洗手，擦洗得多了，就變得很粗糙。我問她多久洗一次？她說，每次接觸過公共場合的東西之後就會洗手，她說她知道這樣不好，但她只有在緊張時才會這樣。艾美說，比較嚴重的問題是，她不知道為何會掉髮和突然停經。我建議她，必須同時看她的家庭醫生，她同意之後，我們約定每週在診所會面一次。

　　從很多方面來看，艾美是個很自律的人，這種傾向對學習冥想很有幫助，她很少會忘記練習。但是，坐下來冥想是一回事，正確運用心智是另一回事，艾美對自己非常挑剔，她很難做到只是靜坐觀察自己的思緒、不帶任何批判，她說她的思緒大多跟練習冥想有關，彷彿不停地在批評她的冥想做得如何。艾美這是陷入了「思考自己的思想」的模式，非

常不利於讓心智平靜下來。她似乎不停地在「糾正」自己，試圖創造出她認為冥想應該達到的完美心智狀態。

如果你從來不曾做過冥想，可能會覺得很奇怪，儘管已被告知用這種方式練習冥想將產生不良後果，竟然有人還會這麼做？但是，我們的心智往往有習慣性的模式，這些習慣往往十分頑強，縱使我們被告知應該用不同的方式做事，就是不自禁會落入自己習慣的舊模式中。這是冥想有趣的一點，它反映出你和周遭世界互動的方式，而艾美的冥想體驗反映了她對生活的態度。儘管如此，她仍舊對自己的生活方式獲得一些重要洞察，變得更加覺察她缺乏自我價值感，以及她傾向和她任教學校裡的那些年輕女孩的身材和外貌做比較，儘管她比她們大了十歲以上。她同時更加覺察到，她頑固的思維模式，使她做出一些本質上相當執迷的行為。我們的課程主要在鼓勵她，用慈悲和憐憫善待自己，這些技巧的基本元素和Take10類似，但進一步針對她的個性和特質發展。

現在，艾美已經練習冥想超過三年的時間了，她起初獲得的洞察也持續發展，明顯改變了她看待自己的一些方式。她的體重仍然過輕，但不再過輕到有危險性；她仍舊每天運動，但她說現在比較像是一種樂趣，不是在懲罰自己，而她的月經也恢復了。艾美說，她認知到種種明顯的改變，例如她現在維持更健康的生活型態，對生活也有更均衡的觀點，但是改變最大的，其實是她對自己的觀感。她說，不論她對

她的外觀感覺如何，好像聽到內在有個聲音在提醒她：這樣很好，沒有問題。因此，當她在不知不覺間又陷入舊有的思維模式時，也不再擔心了。

湯姆，37 歲

　　湯姆第一次來我們診所時，形容自己是個「成癮專家」，過去十五年間，他對酒精、藥物、香菸、性愛、賭博和食物上癮，有時只有一項癮頭，有時同時有好幾項癮頭。他進出戒癮機構幾次，他來到我們診所時，因為參加太多不同的戒癮互助團體，每週只有一個晚上有空可以放鬆，或是和他所謂的「非癮君子」朋友聚會。

　　首先，我要在此強調一點，若你覺得你的成癮行為可能危害到你自己或其他人，應該在使用冥想正念之類的方法前，先諮詢醫生。湯姆已經諮詢過醫生很多次，他覺得自己好像已經做過一切嘗試，卻還是回復相同的成癮行為模式。

　　湯姆單身，沒有小孩，他說他很想要建立一個家庭。令情況更複雜的是，他得出結論，認為自己可能是個男同性戀者。多年來，他有過種種關係，但都不持久，大多是因為他一直都有嘗新的欲望。湯姆總是在追求什麼，只要他一直在做什麼，他就覺得 OK；一旦停下來，他就會感到焦躁不安。他有很多消遣可以一頭栽入，其中有些是被社會接受

的，例如吃吃喝喝，有些不被社會接受，他只能偷偷地做。

多年來，湯姆接受過太多治療，多到他自以為無所不知，對於新的治療概念，已經不再那麼樂於接受了。他的感覺聽起來像是被分析、拆解開來，再以一種精神評估形式拼湊回去。這種感覺不只發生在一般治療中，也可能發生在練習冥想和正念時，因為冥想和正念的概念應用在心智層面。話雖如此，冥想做起來遠遠更難，因為在靜坐中，你無處可躲。湯姆接受過的一些治療很有益，各種互助團體也持續提供他慰藉和安全感，但他還是覺得其他治療令他失望。

這是一個很好的機會讓我提醒湯姆，我無法向他承諾什麼結果，但是我可以告訴他關於正念和成癮症的科學研究發現，我可以分享我的經驗，告訴他其他人從冥想和正念獲得什麼。我跟他說，過程的成功與否取決於他的遵循意願、他是否能有紀律每天練習，並且致力於保持開放的心態。他對這些都表示認同，我指導他做了 10 分鐘的冥想練習之後，交代他這是他接下來一週的功課，然後他就樂觀地離開診所。出乎他的意料，他發現練習冥想比他預期得更容易，這給了他很大的鼓勵。

從來沒有做過冥想的人，可能會覺得冥想很陌生，因此擔心做不來是可以理解的。一旦你實際嘗試了，親身體驗過你可以做到，就不會覺得那麼難了。不過就是抽出 10 分鐘的時間，坐下來放鬆一下，體會靜默。縱使一開始你的心智

雜亂，但是光是能夠坐上 10 分鐘，你就會相信、而且有信心你每次都能做到。

對湯姆來說，這個方法和他過去嘗試的任何治療都非常不同。多年來，他已經習慣每週治療，他說，他的「功課」通常都是在每週治療時做的。有時，治療師給他東西，讓他在當週思考，但大多數的治療都是他出現之後談論從童年開始發生過的種種事情。他說，他感覺那些治療師的主要責任就是「整治」他；我告訴他，我不是治療師，還有這次的責任在他身上。這番話似乎有點嚇到湯姆，因為如果責任在他身上，表示治療若不順利，得歸咎於他。不論我怎麼解釋，冥想不包括咎責這件事，他都不大相信。

後來，湯姆顯然對冥想上了癮——雖然這麼說並不恰當，但他展現的熱情和紀律，我很少在其他人身上看到。他對物質的依賴性，已經被他對冥想體驗的依賴性取代了嗎？有可能，但顯然不只如此。再者，如果他需要在生活中依賴什麼，難以想像還有什麼比依賴冥想更有益的了。為了處理依賴性的問題，我們也討論了他不再每週來診所，改為隔週來一次，然後每個月來一次的可能性。這些對湯姆來說，都是相當大的進步，因為這表示他將為自己的身心健康負起責任，若是做得不好，將無法歸咎於他人。當然，若是碰到棘手問題，或是需要一些指導，他還是能夠隨時聯絡我，但他現在大致上滿意於自己坐下來，看看心智和生活如何演出。

他還是繼續參加一些互助團體，但他說，他現在感覺自己能
夠幫助其他人，不再只是去那裡接受別人的幫助了。

離線日誌

第 1 天

1. 你今天是否抽出時間做 Take10？　　　○ 是　○ 否

   如果你今天沒有做，不必責備自己，只要提醒自己，獲得一些頂空有多麼重要，並且排進明天的日程上就好。

2. 做 Take10 前的那一刻，你感覺如何？

   你覺得那樣的感覺舒服嗎？　　　○ 是　○ 否

3. 做完 Take10 後的那一刻，你感覺如何？

   你覺得那樣的感覺舒服嗎？　　　○ 是　○ 否

4. 你今天的心情如何，一整天的心情如何變化？

   _____

   _____

5. 你今天一整天是否覺察到很多小事？　　○ 是　○ 否

   你今天沖澡時，是否注意到水溫？　　○ 是　○ 否

6. 你今天是否注意到以前從來沒有注意過的事物？
   如果是的話，那是什麼？

   _____

   _____

第 2 天

1. 你今天是否抽出時間做 Take10？　　　○ 是　　○ 否

   如果你今天沒有做，不必責備自己，只要提醒自己，獲得一些頂空有多麼重要，並且排進明天的日程上就好。

2. 做 Take10 前的那一刻，你感覺如何？

   你覺得那樣的感覺舒服嗎？　　　　　　○ 是　　○ 否

3. 做完 Take10 後的那一刻，你感覺如何？

   你覺得那樣的感覺舒服嗎？　　　　　　○ 是　　○ 否

4. 你今天的心情如何，一整天的心情如何變化？

   _____

   _____

5. 你今天一整天是否覺察到很多小事？　　○ 是　　○ 否

   你今天吃早餐時，是否注意到早餐的
   味道和食物的質地呢？　　　　　　　　○ 是　　○ 否

6. 你今天是否注意到以前從來沒有注意過的事物？
   如果是的話，那是什麼？

   _____

第 3 天

1. 你今天是否抽出時間做 Take10？　　　　○ 是　○ 否

   如果你今天沒有做，不必責備自己，只要提醒自己，獲得一些頂空有多麼重要，並且排進明天的日程上就好。

2. 做 Take10 前的那一刻，你感覺如何？

   你覺得那樣的感覺舒服嗎？　　　　　　○ 是　○ 否

3. 做完 Take10 後的那一刻，你感覺如何？

   你覺得那樣的感覺舒服嗎？　　　　　　○ 是　○ 否

4. 你今天的心情如何，一整天的心情如何變化？

   _____

   _____

5. 你今天一整天是否覺察到很多小事？　　○ 是　○ 否

   你今天刷牙時，是否注意到牙膏的氣味？○ 是　○ 否

6. 你今天是否注意到以前從來沒有注意過的事物？
   如果是的話，那是什麼？

   _____

   _____

第 4 天

1. 你今天是否抽出時間做 Take10？　　　　○是　○否

   如果你今天沒有做，不必責備自己，只要提醒自己，獲得一些頂空有多麼重要，並且排進明天的日程上就好。

2. 做 Take10 前的那一刻，你感覺如何？

   你覺得那樣的感覺舒服嗎？　　　　　　　○是　○否

3. 做完 Take10 後的那一刻，你感覺如何？

   你覺得那樣的感覺舒服嗎？　　　　　　　○是　○否

4. 你今天的心情如何，一整天的心情如何變化？

   _____

   _____

5. 你今天一整天是否覺察到很多小事？　　　○是　○否

   你今天第一次坐下來時，是否注意到
   身體重量壓在椅子上的感覺？　　　　　　○是　○否

6. 你今天是否注意到以前從來沒有注意過的事物？
   如果是的話，那是什麼？

   _____

第 5 天

1. 你今天是否抽出時間做 Take10 ？　　　　○是　○否

   如果你今天沒有做，不必責備自己，只要提醒自己，獲得一些頂空有多麼重要，並且排進明天的日程上就好。

2. 做 Take10 前的那一刻，你感覺如何？

   你覺得那樣的感覺舒服嗎？　　　　　　○是　○否

3. 做完 Take10 後的那一刻，你感覺如何？

   你覺得那樣的感覺舒服嗎？　　　　　　○是　○否

4. 你今天的心情如何，一整天的心情如何變化？

   _____

   _____

5. 你今天一整天是否覺察到很多小事？　　○是　○否

   你今天走在外頭時，是否注意到微風
   吹拂皮膚的感覺？　　　　　　　　　　○是　○否

6. 你今天是否注意到以前從來沒有注意過的事物？
   如果是的話，那是什麼？

   _____

第 6 天

1. 你今天是否抽出時間做 Take10？　　　　○ 是　○ 否

   如果你今天沒有做，不必責備自己，只要提醒自己，獲得一些頂空有多麼重要，並且排進明天的日程上就好。

2. 做 Take10 前的那一刻，你感覺如何？

   你覺得那樣的感覺舒服嗎？　　　　　　　○ 是　○ 否

3. 做完 Take10 後的那一刻，你感覺如何？

   你覺得那樣的感覺舒服嗎？　　　　　　　○ 是　○ 否

4. 你今天的心情如何，一整天的心情如何變化？

   _____

   _____

5. 你今天一整天是否覺察到很多小事？　　　○ 是　○ 否

   你今天是否注意到外面的鳥叫聲？　　　　○ 是　○ 否

6. 你今天是否注意到以前從來沒有注意過的事物？
   如果是的話，那是什麼？

   _____

   _____

第 7 天

1. 你今天是否抽出時間做 Take10？　　　　○是　○否

   如果你今天沒有做，不必責備自己，只要提醒自己，獲得一些頂空有多麼重要，並且排進明天的日程上就好。

2. 做 Take10 前的那一刻，你感覺如何？

   你覺得那樣的感覺舒服嗎？　　　　　　○是　○否

3. 做完 Take10 後的那一刻，你感覺如何？

   你覺得那樣的感覺舒服嗎？　　　　　　○是　○否

4. 你今天的心情如何，一整天的心情如何變化？

   _____

   _____

5. 你今天一整天是否覺察到很多小事？　　○是　○否

   你今天是否注意到別人的香水或
   鬍後水的氣味？　　　　　　　　　　　○是　○否

6. 你今天是否注意到以前從來沒有注意過的事物？
   如果是的話，那是什麼？

   _____

第 8 天

1. 你今天是否抽出時間做 Take10？　　　　○ 是　　○ 否

   如果你今天沒有做，不必責備自己，只要提醒自己，獲得一些頂空有多麼重要，並且排進明天的日程上就好。

2. 做 Take10 前的那一刻，你感覺如何？

   你覺得那樣的感覺舒服嗎？　　　　　　○ 是　　○ 否

3. 做完 Take10 後的那一刻，你感覺如何？

   你覺得那樣的感覺舒服嗎？　　　　　　○ 是　　○ 否

4. 你今天的心情如何，一整天的心情如何變化？

   _____

   _____

5. 你今天一整天是否覺察到很多小事？　　○ 是　　○ 否

   你今天下午喝茶、咖啡或其他飲料時，
   是否注意到味道？　　　　　　　　　　○ 是　　○ 否

6. 你今天是否注意到以前從來沒有注意過的事物？
   如果是的話，那是什麼？

   _____

第 9 天

1. 你今天是否抽出時間做 Take10？　　　○是　○否

   如果你今天沒有做，不必責備自己，只要提醒自己，獲得一些頂空有多麼重要，並且排進明天的日程上就好。

2. 做 Take10 前的那一刻，你感覺如何？

   你覺得那樣的感覺舒服嗎？　　　　　　○是　○否

3. 做完 Take10 後的那一刻，你感覺如何？

   你覺得那樣的感覺舒服嗎？　　　　　　○是　○否

4. 你今天的心情如何，一整天的心情如何變化？

   _____

   _____

5. 你今天一整天是否覺察到很多小事？　　○是　○否

   你今天走路時，是否注意到腳踩在
   地上的感覺？　　　　　　　　　　　　○是　○否

6. 你今天是否注意到以前從來沒有注意過的事物？
   如果是的話，那是什麼？

   _____

第 10 天

1. 你今天是否抽出時間做 Take10？　　　○ 是　○ 否

   如果你今天沒有做，不必責備自己，只要提醒自己，獲得一些頂空有多麼重要，並且排進明天的日程上就好。

2. 做 Take10 前的那一刻，你感覺如何？

   你覺得那樣的感覺舒服嗎？　　　　　　○ 是　○ 否

3. 做完 Take10 後的那一刻，你感覺如何？

   你覺得那樣的感覺舒服嗎？　　　　　　○ 是　○ 否

4. 你今天的心情如何，一整天的心情如何變化？

   _____

   _____

5. 你今天一整天是否覺察到很多小事？　　○ 是　○ 否

   你今天是否注意到身體各部位的溫度？　○ 是　○ 否

6. 你今天是否注意到以前從來沒有注意過的事物？
   如果是的話，那是什麼？

   _____

   _____

謝辭

　　本書得以寫成，我要感謝很多人的協助。首先，我要感謝我有幸在世界各地僧院與靜修中心從師問學的冥想大師，沒有這些卓越大師的指導，以及他們體現的冥想傳統，我不可能寫成這本書。我尤其感謝唐奈爾・克里頓（Donal Creedon）的指導，謝謝他對我展現的慈悲，以及多年寶貴的友誼。

　　我也要感謝我的編輯漢娜・布雷克（Hannah Black），以及哈德史托頓（Hodder & Stoughton）出版公司的整個團隊，他們使這本書的撰寫和出版過程愉快、有趣。感謝葛林希頓（Greene & Heaton）經紀公司的安東尼・托平（Antony Topping），以及 Headspace 公司的理查・皮爾森（Richard Pierson）和瑪莉亞・尚菲爾德（Maria Schonfeld），他們嚴格審視了大量的未編稿，提供了很多很有幫助的建議。感謝

尼克・貝格利（Nick Begley）對本書科學研究內容做出寶貴的貢獻。

在此，我要特別感謝伊恩・皮爾森（Ian Pierson）、米夏・阿布拉莫夫（Misha Abramov）和馬可斯・庫柏（Marcus Cooper）對 Headspace 的慷慨支持，我代表 Headspace 全體同仁由衷表達無盡的感謝。

最後，但並非最不重要的，我要感謝我的家人朋友對這本書和 Headspace 的熱情支持。我要特別感謝我太太盧辛達・英索瓊斯（Lucinda Insall-Jones）的愛和耐心，不管我做什麼事，她都對我抱持著堅定的信心——妳對我而言，是最重要的。

資料來源

第1章 入門

1.　The Mental Health Foundation. (2010). *The Mindfulness Report*. London: The Mental Health Foundation. http://www.bemindful.co.uk/about_mindfulness/mindfulness_evidence#

2.　Davidson, R. J., Kabat-Zinn, J., Schumacher, J., Rosenkranz, M., Muller, D., Santorelli, S. F., et al. (2003). 'Alterations in brain and immune function produced by mindfulness meditation'. *Psychosomatic Medicine*, 65(4), 564–570.

3.　Lieberman, M. D., Eisenberger, N. I., Crockett, M. J., Tom, S. M., Pfeifer, J. H., & Way, B. M. (2007). 'Putting Feelings Into Words: Affect Labeling Disrupts Amygdala Activity in Response to Affective Stimuli'. [Article]. *Psychological*

Science, 18(5), 421-428. doi: 10.1111/j.1467-9280. 2007.01916.x

Creswell, J. D., Way, B. M., Eisenberger, N. I., & Lieberman, M. D. (2007). Neural correlates of dispositional mindfulness during affect labeling. *Psychosomatic Medicine,* 69(6), 560-565. doi: 10.1097/PSY.0b0 13e3180f6171f.

4.   Benson H., Beary J. F., Carol M. P.: 'The relaxation response'. *Psychiatry*, 1974; 37: 37-45.

Wallace R. K., Benson H., Wilson A. F: 'A wakeful hypometabolic state'. *Am J Physiol*, 1971; 221: 795-799.

Hoffman J. W., Benson H., Arns P. A. et al: 'Reduced sympathetic nervous system responsivity associated with the relaxation response'. *Science*, 1982; 215: 190-192.

Peters R. K., Benson H., Peters J. M.: 'Daily relaxation response breaks in a working population: II. Effects on blood pressure'. *Am J Public Health*, 1977; 67: 954-959.

Bleich H. L., Boro E. S.: 'Systemic hypertension and the relaxation response'. *N Engl J Med*, 1977; 296: 1152-1156.

Benson H., Beary J. F., Carol M. P.: 'The relaxation response'. *Psychiatry*, 1974; 37: 37-45.

Davidson, R. J., Kabat-Zinn, J., Schumacher, J., Rosenkranz, M., Muller, D., Santorelli, S. F., et al. (2003). ʻAlterations in brain and immune function produced by mindfulness meditation.ʼ *Psychosomatic Medicine*, 65(4), 564-570. doi: 10.1097/01.psy.0000077505.67574.e3.

5.　Miller, John J., Ken Fletcher, and Jon Kabat-Zinn. 1995. ʻThree-year follow-up and clinical implications of a mindfulness meditation-based stress reduction intervention in the treatment of anxiety disordersʼ. *General Hospital Psychiatry* 17, (3) (05): 192-200.

Kabat-Zinn, J., Massion, A. O., Kristeller, J., Peterson, L. G., Fletcher, K., Pbert, L., et al. (1992). Effectiveness of a meditation-based stress reduction program in the treatment of anxiety disorders. *American Journal of Psychiatry*, 149, 936–943.

第2章　練習

1　Grant, J. A., Courtemanche, J., Duerden, E. G., Duncan, G. H., & Rainville, P. (2010). ʻCortical thickness and pain sensitivity in zen meditatorsʼ. *Emotion*, 10(1), 43-53. doi: 10.1037/a0018334.

2.　Kuyken, W., Byford, S., Taylor, R. S., Watkins, E., Holden, E.,

White, K., et al. (2008). 'Mindfulness-based cognitive therapy to prevent relapse in recurrent depression'. *Journal of Consulting and Clinical Psychology*, 76(6), 966-978. doi: 10.1037/a0013786.

3.   Kabat-Zinn, J., Wheeler, E., Light, T., Skillings, A., Scharf, M. J., Cropley, T. G., et al. (1998). 'Influence of a mindfulness meditation-based stress reduction intervention on rates of skin clearing in patients with moderate to severe psoriasis undergoing phototherapy (UVB) and photo-chemotherapy (PUVA)'. *Psychosomatic Medicine*, 60(5), 625-632.

4.   Hofmann, S. G., Sawyer, A. T., Witt, A. A., & Oh, D. (2010). 'The effect of mindfulness-based therapy on anxiety and depression: A meta-analytic review'. *Journal of Consulting and Clinical Psychology*, 78(2), 169-183. doi: 10.1037/a0018555.

5.   Buck Louis, G. M., Lum, K. J., Sundaram, R., Chen, Z., Kim, S., Lynch, C. D.,... Pyper, C. 'Stress reduces conception probabilities across the fertile window: evidence in support of relaxation'. *Fertility and Sterility*, In Press, Corrected Proof. doi: 10.1016/j.fertnstert.2010.06.078.

6.   University of Oxford (2010, August 11). Study suggests high stress levels may delay women getting pregnant. Retrieved

January 12, 2011, from http://www.ox.ac.uk/media/news_releases_for_journalists/100811. html.

第3章　融入日常生活中

1. Kristeller, J. L., & Hallett, C. B. (1999). 'An Exploratory Study of a Meditation-based Intervention for Binge Eating Disorder'. *Journal of Health Psychology*, 4(3), 357-36.

   Tang, Y. Y., Ma, Y., Fan, Y., Feng, H., Wang, J., Feng, S.,... Fan, M. (2009). 'Central and autonomic nervous system interaction is altered by short-term meditation'. *Proceedings of the National Academy of Sciences of the United States of America*, 106(22), 8865-8870.

   Tang, Y.-Y., Lu, Q., Geng, X., Stein, E. A., Yang, Y., & Posner, M. I. (2010). 'Short-term meditation induces white matter changes in the anterior cingulate'. *Proceedings of the National Academy of Sciences*, 107(35), 15649-15652.

2. University of Pennsylvania, (2010, February 12). Building Fit Minds Under Stress: Penn Neuroscientists Examine the Protective Effects of Mindfulness Training. Retrieved January 9, 2011, from http://www. upenn.edu/pennnews/news/building-fit-minds-under-stress-penn-neuroscientists-examine-protective-effects-mindfulness-tra.

3.　Jacobs, G. D., Benson, H., & Friedman, R. (1996). 'Perceived Benefits in a Behavioral-Medicine Insomnia Program: A Clinical Report'. *The American Journal of Medicine*, 100(2), 212-216. doi: 10.1016/s0002-9343(97)89461-2.

Ong, J. C., Shapiro, S. L., & Manber, R. (2008). 'Combining Mindfulness Meditation with Cognitive-Behavior Therapy for Insomnia: A Treatment-Development Study'. *Behavior Therapy*, 39(2), 171-182. doi: 10.1016/j.beth.2007.07.002.

Ong, J. C., Shapiro, S. L., & Manber, R. (2009). 'Mindfulness Meditation and Cognitive Behavioral Therapy for Insomnia: A Naturalistic 12-Month Follow-up'. *EXPLORE: The Journal of Science and Healing*, 5(1), 30-36. doi: 10.1016/j.explore.2008.10.004.

4.　Zeidan, F., Johnson, S. K., Diamond, B. J., David, Z., & Goolkasian, P. (2010). 'Mindfulness meditation improves cognition: Evidence of brief mental training'. *Consciousness and Cognition*, 19(2), 597-605. doi: 10.1016/j.concog.2010.03.014.

University of Carolina, (2010, April 16. Experiment Shows Brief Meditative Exercise Helps Cognition. Retrieved January 9, 2011, from http://www.publicrelations.uncc.edu/default.asp?id-=15&objId=656.

5.　Pagnoni, G., & Cekic, M. (2007). ʽAge effects on gray matter volume and attentional performance in Zen meditationʼ. *Neurobiology of Aging*, 28(10), 1623-1627. doi: 10.1016/j. neurobiolaging.2007.06.008.

$Star$ 星出版 身心成長 B&S 001

Headspace
冥想正念手冊

The Headspace Guide to
Meditation and Mindfulness

作者 —— 安迪‧帕帝康 Andy Puddicombe
譯者 —— 李芳齡

總編輯 —— 邱慧菁
特約編輯 —— 吳依亭
校對 —— 李蓓蓓
封面完稿 —— 陳俐君
內頁排版 —— 薛美惠

出版—星出版／遠足文化事業股份有限公司
發行 —— 遠足文化事業股份有限公司（讀書共和國出版集團）
　　　　231 新北市新店區民權路 108 之 4 號 8 樓
　　　　電話：886-2-2218-1417
　　　　傳真：886-2-8667-1065
　　　　郵撥帳號：19504465 遠足文化事業股份有限公司
　　　　客服專線 0800221029
法律顧問 —— 華洋法律事務所 蘇文生律師
製版廠 —— 中原造像股份有限公司
印刷廠 —— 中原造像股份有限公司
裝訂廠 —— 中原造像股份有限公司
登記證 —— 局版台業字第 2517 號

出版日期 —— 2024 年 04 月 17 日第一版第 20 次印行
定價 —— 新台幣 380 元
書號 —— 2BBS0001
ISBN —— 978-986-97445-1-5

著作權所有　侵害必究

星出版讀者服務信箱 —— starpublishing@bookrep.com.tw
讀書共和國網路書店 —— www.bookrep.com.tw
讀書共和國客服信箱 —— service@bookrep.com.tw
歡迎團體訂購，另有優惠，請洽業務部：886-2-22181417 ext. 1132 或 1520
本書如有缺頁、破損、裝訂錯誤，請寄回更換。
本書僅代表作者言論，不代表星出版／讀書共和國出版集團立場與意見，文責由作者自行承擔。

國家圖書館出版品預行編目（CIP）資料

Headspace 冥想正念手冊／安迪‧帕帝康（Andy
Puddicombe）著；李芳齡譯.
第一版 .– 新北市：星出版 , 遠足文化發行 , 2019.05
272 面；14.8x21 公分 . -- （身心成長；B&S 001）.
譯自：The Headspace Guide to Meditation and
Mindfulness

ISBN 978-986-97445-1-5（平裝）

1. 超覺靜坐

411.15　　　　　　　　　　　　　　108004785

The Headspace Guide to Meditation and Mindfulness
by Andy Puddicombe
Copyright © Andy Puddicombe
Published by agreement with Hodder & Stoughton, an
Hachette UK Company through The Grayhawk Agency.
Complex Chinese Edition Copyright © 2019 by Star
Publishing, an imprint of Ecus Cultural Enterprise Ltd.
All Rights Reserved.

新觀點
新思維
新眼界

Star

星出版